按壓手指穴位治百病

健康養生堂編委會 ◎編著

陳飛松、蓋國忠 ◎主編

強力推薦

陳潮宗 台北市中醫師公會 名譽理事長

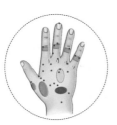

序

　　人吃五穀雜糧，身體免不了會生出些病痛來。對常見的疾病多一些認識和瞭解，面對病痛時就能多少心中有數，不至於動不動就往醫院跑。即使你不是醫藥專業人士，也有必要累積一些醫藥、護理、急救的知識和技能，這些可不是專業人士的獨門秘笈，千萬不要小看自己的能力，自己才是自己最貼心的保健醫生。

　　近幾年來，傳統醫學的養生方法、康復方法受到社會公眾的大力推崇。手療手診就是其中之一，它是一種既能診斷又能康復治療的方法，在諸多養生保健方法中以方便、快捷、簡單、易學、實用、有效等突出特點獨樹一幟，迅速贏得了人們的喜愛。手診手療，有其操作簡便、易學易懂、療效靈驗、經濟安全等諸多優點，符合民眾對治療方法「簡、便、廉、驗」的要求，所以能長期在民間廣泛應用並流傳。這種方法不但診斷準確率高，能及時發現病情，而且既無需任何儀器，又無毒副作用，隨時隨地可以進行診察和治療。

　　本書主要有兩大亮點：第一，圖文並茂，內容詳盡。每章中透過大量的彩色圖片幫助讀者準確定位，並以通俗易懂的手診步驟和手療方法幫助讀者進行自我按摩保健，為初學者打開了看手診病、手療治病的大門。第二，書中不僅介紹了各種疾病的按摩方法，還將常用的掌紋、手部穴位、全息圖等單獨羅列，便於速查。除此之外，本書還介紹了各種常見疾病的護理方法。針對疾病的治療，更特別配備了手操保健的內容。這部分內容，使讀者既可配合按摩手部穴位來使用，達到治療疾病的目的，也可以單獨進行手操保健，達到靈活手指、強身保健的目的。基礎知識結合實際運用，必能使讀者輕鬆掌握手診手療知識，成為自己和家人的保健良醫。

值得一提的是，本書不僅涵蓋瞭望手診病的內容，還介紹了簡單易操作的手部保健操，讓您動動手指，輕鬆擁有健康身體。

　　另外，書中內容圖文並茂，配有大量的手紋圖，尤其可貴的是還配有許多真實的墨印手紋圖，為您學習手診提供了真實的參考資料。

　　本書採用生動活潑的形式普及手診手療知識，旨在使人們透過觀察手的色、形變化，從手部所反映的信息瞭解身體健康狀況，及早發現疾病，及時治療。內容簡單明瞭，深入淺出，言簡意賅，十分實用，是一本不可多得的家庭醫學保健書。

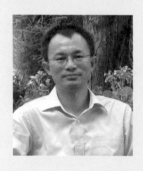

陳飛松
中國中醫科學院研究員
北京中醫醫院主任醫師
北京亞健康防治協會會長
中華亞健康學會執行會長
中華中醫藥學會內科分會委員
世界針灸學會聯合會考試委員會副秘書長、教授

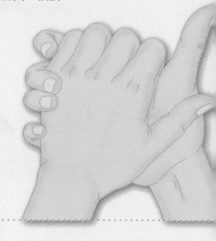

一手掌握自身健康

　　手診是中醫診斷學中「望、聞、問、切」的「望法」中的一種，是一種既古老又現代的中醫診病方法。說是「現代」，是因為它是在近二十年才得到迅速發展、漸趨完善的一門新的診斷科學——掌紋醫學，尤其是可自診的獨特診病方法，頗受一般群眾的歡迎。

　　何謂手診？手診便是指通過觀察掌紋、掌色、掌形的變化診斷疾病的一種方法。它和看手相有著本質的不同。在中醫理論中，認為人體是一個有機的整體，局部與整體是辨證統一的，兩者緊密聯繫，不可分割，所以當人體局部發生疾患時，往往在人體的其他部位也有所反應。正如《黃帝內經：靈樞・本藏》中記載：「有諸於內，必行於外」，「視其外應，以知其內臟，則知其病矣」。而手診作為中醫望診的一個分支，古已有之，《靈樞・經脈》中記載：「胃中寒，手魚之絡多青矣；胃中有熱，魚際絡赤；其暴黑者，留久痹也……」。清代《小兒推拿廣義》中更是詳細記述了通過手掌診斷、治療疾病的方法。

　　本書介紹了豐富多樣的內容，並以簡明易懂的圖示說明手診的基礎理論，讓人不僅可以輕鬆讀懂書中所講解的病症，也可以輕鬆學會對應該疾病的手操，不論是做為手診愛好者的入門指南，或做為醫者的手診工具書，都相當實用。讀者隨時可以參照圖示，對照自身手部的變化特徵，大致掌握自己的身體健康情形，進而預防疾病的發生，堪稱為一本居家必備的健康養生寶典。

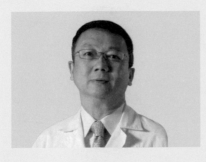

陳潮宗 中醫師
台灣基層中醫師協會理事長
台北市中醫師公會名譽理事長
陳潮宗中醫診所院長

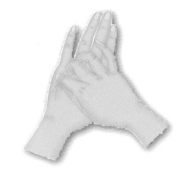

Chapter 3　手掌病理紋疾病信號速查

Chapter 4　手診手療循環、呼吸系統疾病

閱讀導航

我們在本書中特別設計了閱讀導航這個單元，對內文中各個部分的功能以及特點逐一作出說明。衷心希望可以為您在閱讀本書時提供最大的幫助。

1 基礎知識

關於對治疾病最基本的知識，都濃縮在短短的一小節之內，使您快速掌握想要學習的內容。

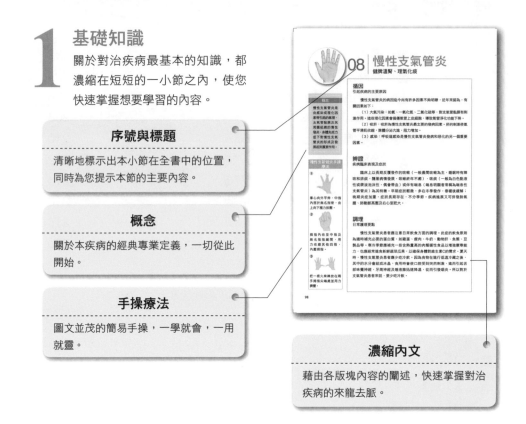

序號與標題

清晰地標示出本小節在全書中的位置，同時為您提示本節的主要內容。

概念

關於本疾病的經典專業定義，一切從此開始。

手操療法

圖文並茂的簡易手操，一學就會，一用就靈。

濃縮內文

藉由各版塊內容的闡述，快速掌握對治疾病的來龍去脈。

2 彩色圖解

經典的彩色圖解展示，可以更為深刻和清楚地認識每種疾病的手部病理特徵。

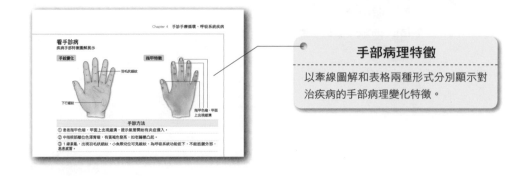

手部病理特徵

以牽線圖解和表格兩種形式分別顯示對治疾病的手部病理變化特徵。

3 手療治病

以牽線圖解和表格兩種形式，精確表示手部按摩部位和按摩流程。

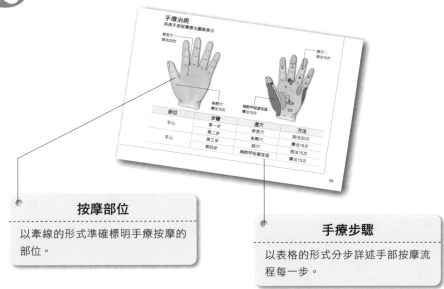

按摩部位

以牽線的形式準確標明手療按摩的部位。

手療步驟

以表格的形式分步詳述手部按摩流程每一步。

4 特別放送

在每章後附有手掌所對應的人體臟腑反射區圖解及病理變化詳解，衷心為您的健康提供超值大放送。

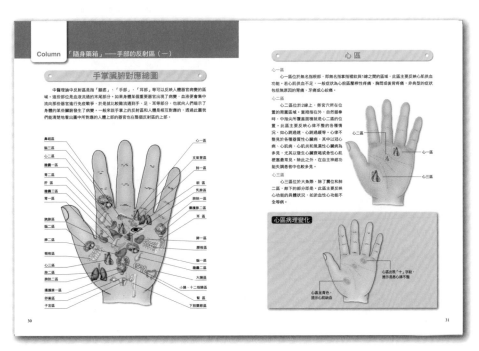

手診手療速查圖解

要想開始自我手診手療，必須先瞭解手部的紋線、穴位及
反射點。以下列出了掌部 14 線示意圖、手掌穴位與反射點、
手上的主要經穴、手的第五掌骨全息圖及手背全息穴位圖，可
供參考與查詢。

掌部14線示意圖

人的手紋在一定的情況下會隨著人體的健康狀況、生活環境、心理情況和年齡的變化
而變化。在手診的運用中，經常觀察的手線大概有14條。這14條線分別反映了身體不同系
統的健康狀況。根據這些手線的異常變化，就可以判斷出不同系統所存在的健康問題。

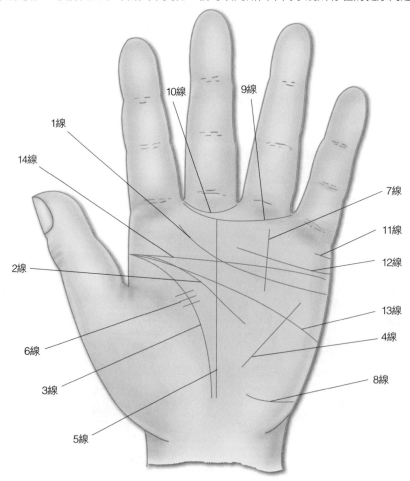

手掌上有很多穴位和反射點，手療就是根據每個穴位和反射點的功效發揮強身保健的作用。

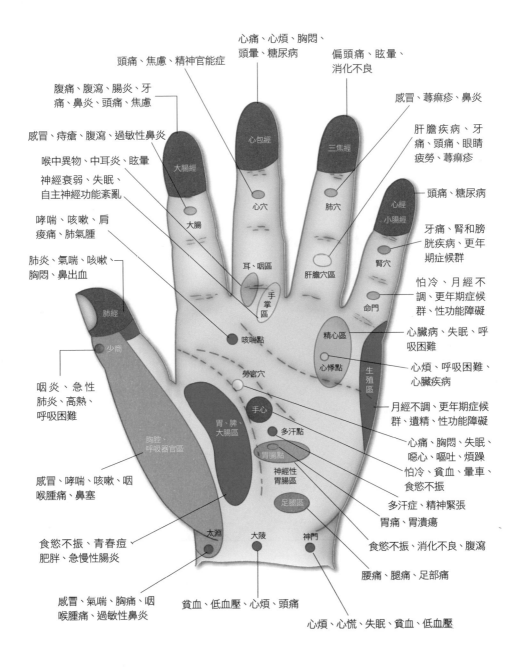

心痛、心煩、胸悶、頭暈、糖尿病

偏頭痛、眩暈、消化不良

頭痛、焦慮、精神官能症

腹痛、腹瀉、腸炎、牙痛、鼻炎、頭痛、焦慮

感冒、蕁麻疹、鼻炎

感冒、痔瘡、腹瀉、過敏性鼻炎

肝膽疾病、牙痛、頭痛、眼睛疲勞、蕁麻疹

喉中異物、中耳炎、眩暈

神經衰弱、失眠、自主神經功能紊亂

頭痛、糖尿病

哮喘、咳嗽、肩痠痛、肺氣腫

牙痛、腎和膀胱疾病、更年期症候群

肺炎、氣喘、咳嗽、胸悶、鼻出血

怕冷、月經不調、更年期症候群、性功能障礙

心臟病、失眠、呼吸困難

心煩、呼吸困難、心臟疾病

咽炎、急性肺炎、高熱、呼吸困難

月經不調、更年期症候群、遺精、性功能障礙

心痛、胸悶、失眠、噁心、嘔吐、煩躁

怕冷、貧血、暈車、食慾不振

感冒、哮喘、咳嗽、咽喉腫痛、鼻塞

多汗症、精神緊張

胃痛、胃潰瘍

食慾不振、消化不良、腹瀉

食慾不振、青春痘、肥胖、急慢性腸炎

腰痛、腿痛、足部痛

感冒、氣喘、胸痛、咽喉腫痛、過敏性鼻炎

貧血、低血壓、心煩、頭痛

心煩、心慌、失眠、貧血、低血壓

大腸經　心包經　三焦經　心經　小腸經　肺經
心穴　肺穴　腎穴　命門　精心區　生殖區
大腸　耳、咽區　肝膽穴區　手掌區　咳喘點　心悸點
少商　勞宮穴　手心　胃、脾、大腸區　多汗點　胃腸點
胸腔、呼吸器官區　神經性胃腸區　足腿區
太淵　大陵　神門

手上的主要經穴

此圖中列出了手上的主要經穴及其對應病症，讀者可根據書中的按摩方法和自己的症狀快速找到穴位點進行按摩。

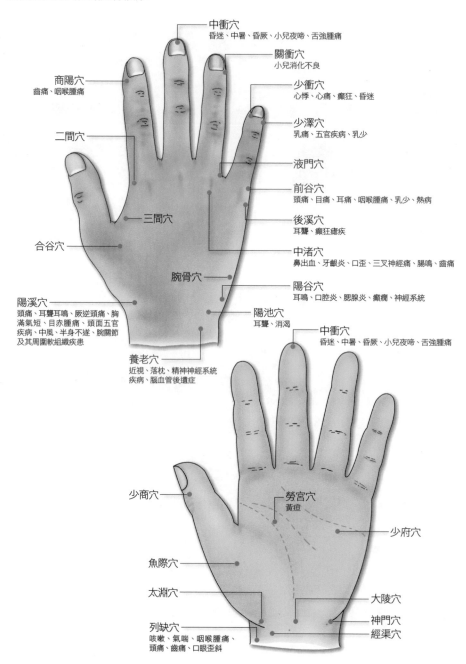

中衝穴
昏迷、中暑、昏厥、小兒夜啼、舌強腫痛

關衝穴
小兒消化不良

少衝穴
心悸、心痛、癲狂、昏迷

少澤穴
乳痛、五官疾病、乳少

液門穴

前谷穴
頭痛、目痛、耳痛、咽喉腫痛、乳少、熱病

後溪穴
耳聾、癲狂癇疾

中渚穴
鼻出血、牙齦炎、口歪、三叉神經痛、腸鳴、齒痛

陽谷穴
耳鳴、口腔炎、腮腺炎、癲癇、神經系統

陽池穴
耳聾、消渴

中衝穴
昏迷、中暑、昏厥、小兒夜啼、舌強腫痛

商陽穴
齒痛、咽喉腫痛

二間穴

三間穴

合谷穴

腕骨穴

陽溪穴
頭痛、耳聾耳鳴、厥逆頭痛、胸滿氣短、目赤腫痛、頭面五官疾病、中風、半身不遂、腕關節及其周圍軟組織疾患

養老穴
近視、落枕、精神神經系統疾病、腦血管後遺症

少商穴

勞宮穴
黃疸

少府穴

魚際穴

太淵穴

大陵穴

神門穴

經渠穴

列缺穴
咳嗽、氣喘、咽喉腫痛、頭痛、齒痛、口眼歪斜

手的第五掌骨全息穴位圖

　　除了手掌和手背，在手的側面也有全息穴位區，讀者可根據自身需要選擇相關穴位進行按摩。

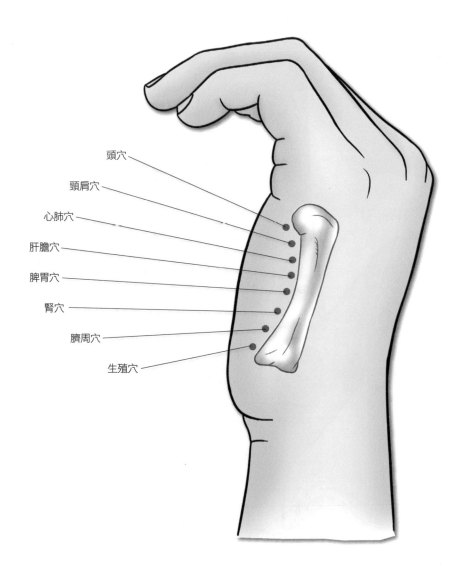

頭穴
頸肩穴
心肺穴
肝膽穴
脾胃穴
腎穴
臍周穴
生殖穴

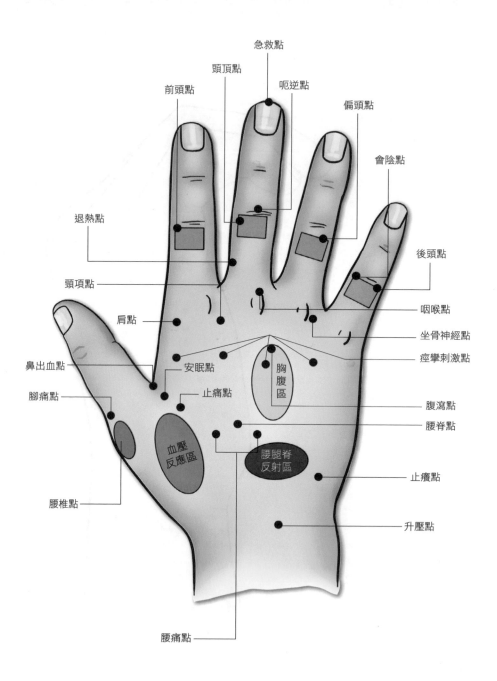

急救點
頭頂點
前頭點
呃逆點
偏頭點
會陰點
退熱點
後頭點
頸項點
咽喉點
肩點
坐骨神經點
痙攣刺激點
鼻出血點
安眠點
胸腹區
腳痛點
止痛點
血壓反應區
腹瀉點
腰脊點
腰腿脊反射區
止癢點
腰椎點
升壓點
腰痛點

Chapter 1
神奇的手診手療術

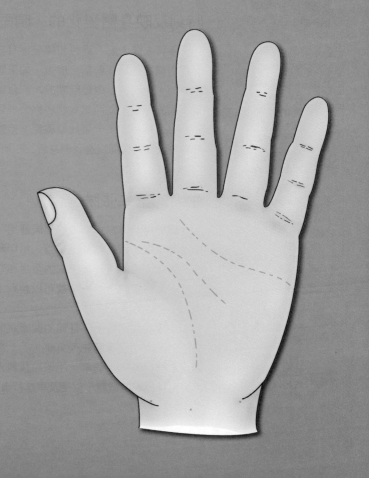

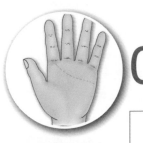

01 | 手與手診
手的特性與以手診病

從手診出疾病

手診是運用視覺、觸覺等，透過手上不同部位的徵象進行疾病的預測、診察、治療，以瞭解人體健康或疾病狀況的一種特殊診斷方法。以對手形、指形、指紋、掌紋、手色、指甲等各部分的觀察，全面蒐集診斷依據，以中醫理論為指導、以全息醫學為基礎，中西醫結合運用，動態而直觀地揭示人體狀況的發展趨向，從而為保健治療提供客觀而豐富的診斷資料。

人類認識自然，80%以上信息都經由視覺獲得，無論西醫的「視、觸、叩、聽」，還是中醫的「望、聞、問、切」，觀察人體表徵的診病方法均列首位。而我們現在所說的手診，是指對手部的望診，它主要分為氣色形態、手紋和手形三大類。

時刻反映身體變化的「晴雨表」

手與人體內臟、經絡和神經都有著密切聯繫，而各種疾病或多或少跟內臟器官也有聯繫。所以，如果體內潛在有病理變化時，不論是早期的、中期的、還是晚期的，都會或隱或現地在手上反映出來，留下不同的印記，從而給我們觀察時提供診斷依據。以掌紋來說，它的形狀由遺傳決定，一般比較穩定，但當其受到環境因素的影響時，就會發生改變，從而提醒我們身體正在悄悄地發生變化。

生命的第二張臉

經過手診專家多年來的臨床運用，望手診病已基本形成體系。目前主要是透過觀察掌紋、手指、指甲和手掌的色澤、形狀、紋理等方面的變化來預測、判斷疾病的發生和發展。其中掌紋診病的運用最為廣泛，藉由觀察、分析掌紋可以診斷出一百多種疾病，因此掌紋也被稱為「生命的第二張臉」。

手診給我們提示了身體的健康狀況和可能發病的信號。學習和研究手診，有助於瞭解先天稟賦、「七情」活動、發病狀況、病勢趨向以及各種隱藏的疾病等，不但給醫務人員診病提供線索，也有助於個人對自身健康的觀察，以便及早進行自我調控，防患於未然。

手掌各部位對應的病症

　　人體所有臟腑器官的病變都會在手部有所顯示，根據這些不同的表徵，我們就可預測、診斷身體的健康狀況。

①中風
②腸胃炎
③脾陽虛
④甲狀腺亢進
⑤心律不整
⑥風濕
⑦肝性頭痛
⑧外痔
⑨內痔
⑩肺性頭昏
⑪腎虛性糖尿病
⑫腫塊
⑬肝炎
⑭胃下垂
⑮膽炎
⑯脾虛
⑰胃熱性糖尿病
⑱胸悶
⑲尿路結石
⑳肝腫大
㉑肝血虛
㉒肺燥性糖尿病
㉓胃寒

㉔膽囊明顯炎症
㉕膽囊輕度炎症
㉖肝血虛
㉗胃炎
㉘失眠
㉙心氣虛
㉚心血虛
㉛心陰虛
㉜眩暈
㉝高血壓
㉞低血壓
㉟腸炎
㊱便溏
㊲便秘
㊳出血
㊴哮喘
㊵咳嗽
㊶瘤
㊷性病
㊸腎陰虛
㊹腎陽虛
㊺瘤

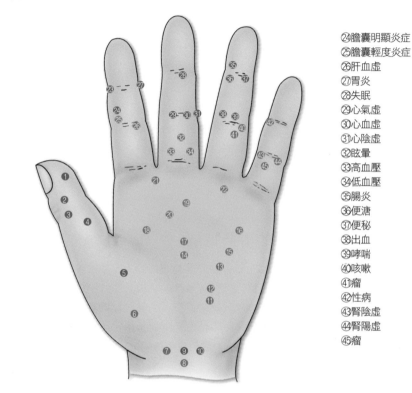

手診基本流程與應用

　　手診源於中醫，是指對手部的望診，主要分為氣色形態、手紋和手形三大類。手診可以預測疾病的發生，達到及早發現、及時治療的效果，因而越來越為人們所關注。

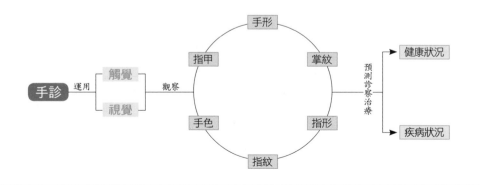

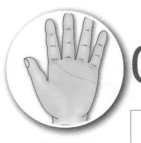

02 | 指紋和掌紋
紋路提示身體的變化

從指紋診出疾病

在手診中，指紋和掌紋都可以作為診病的依據。指紋多用於先天遺傳病的診斷，掌紋除了可以診斷先天遺傳疾病，還可以用來診斷後天的各種疾病。

指紋是皮紋圖形在手指特定部位的表現，是人們觀察最早，並且研究最多、應用最廣的部分。指紋主要是根據遺傳基因形成的，所以它是不會改變的。除了刑事偵察上將其作為鑑別個人身分的依據外，還可以用來診斷與遺傳基因有關的病症。有些皮紋研究學者，從指紋上判斷兒童的智商和行為異常、唐氏症，獲得了很多的成果。

掌紋的重要特徵

掌紋的形態由遺傳基因控制，即使由於某種原因表皮剝落，新生的掌紋紋線仍保持著原來的結構。掌紋中最重要的特徵是紋線特徵，而且這些紋線特徵中最清晰的幾條紋線基本上是伴隨人的一生，不會發生變化的。紋理特徵，主要是指比紋線更短、更細的一些紋線，但其在手掌上的分佈是毫無規律的。

預示身體發展變化的掌紋

掌紋的形成和變化與手部的神經系統和血液循環有著密切的關係。手掌是末梢神經的集中區，感覺靈敏，手的活動直接調動著大腦的思維反應，豐富的末梢神經活動對掌紋的變化有著不可忽視的影響。手部的微循環豐富而密集，大量人體生物電信息和非生物電信息都聚集在手部。手部的微循環是否通暢，直接影響掌紋的變化。除此之外，由於手部是經絡循行的集中區，掌紋還受到經絡穴位的影響，而經絡又反映著人體各個部位的健康狀況，所以掌紋的變化預示著人體健康的發展變化。

掌紋有一部分是不變的，代表家族遺傳基因的情況；還有一部分是會變化的，會隨著年齡、心理、職業、社會環境和身體狀況的改變而改變。掌握這種變化規律，就可以憑藉它來觀察疾病的發生與發展，從而起到防病診病的作用。

指紋學的意義

指紋研究是皮紋學中的一個分支，也是醫學領域的重要組成部分。目前，指紋已被廣泛用於遺傳學、人類學、民族學、優生學等多種學科。同時，指紋診病作為基因診斷（即透過分析某種基因的缺陷，對某種疾病作出診斷）的方面，對於遺傳疾病及其他一些重大疾病的預防和基因診斷具有重要的意義。

指紋與掌紋
在應用方面的不同

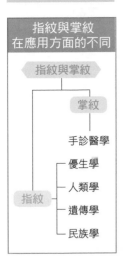

指紋與掌紋
- 掌紋
  - 手診醫學
- 指紋
  - 優生學
  - 人類學
  - 遺傳學
  - 民族學

人體的手紋

正常的手紋包括指紋、指節紋、掌紋、掌花紋4種。指紋是指皮紋圖形在手指特定部位的表現，有10種類型；指節紋是指與指之間、指與掌之間的屈褶紋；掌紋則包括大魚際曲線、小魚際拋物線和小指根下橫曲線等等；掌花紋即為指節以下手掌部分的皮膚花紋。

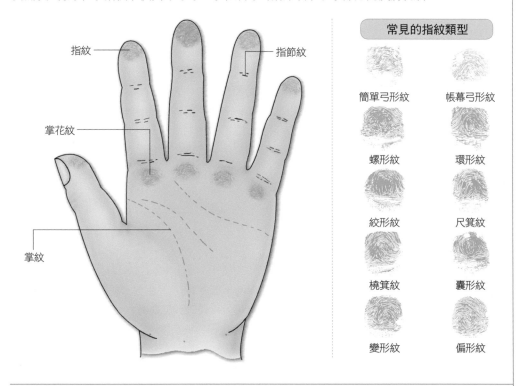

常見的指紋類型

簡單弓形紋　　帳幕弓形紋

螺形紋　　　　環形紋

絞形紋　　　　尺箕紋

橈箕紋　　　　囊形紋

變形紋　　　　偏形紋

指紋和掌紋的不同特性及其應用

指紋的形成由遺傳基因決定，不會改變，主要用來診斷先天性遺傳疾病；掌紋則會隨著人的生理和社會環境的改變而改變，主要用來診斷人體健康的發展變化。

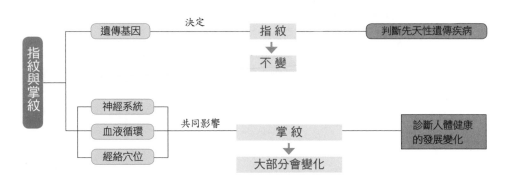

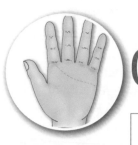

03 | 指甲
小細節預示大問題

從指甲診出疾病

長期的臨床觀察發現，人類臟腑器官的變化會相應地反映到指甲上來。只要時常注意觀察指甲上的微妙變化，就可以探查身體的健康狀況。雙手十指指甲反映的疾病既有相同點，也有不同點，並且存在一定的規律。一般來說，拇指指甲反映頭部、頸部病變；食指指甲反映頭部以下橫膈膜以上部位的病變（包括上焦、胸、心肺等）；中指指甲反映橫膈膜以下至臍以上部位的病變（包括中焦、肝、膽、脾、胃等）；無名指指甲反映臍以下至二陰之上部位的病變（包括下焦、腎、膀胱、腸道等）；小指指甲反映二陰以下病變（包括下焦、二陰、雙腿等）。所以，如果不同的指甲上出現了病理變化，就要注意其所對應的身體部位了。

指甲的類型與診斷依據

正常指甲的長度約占手指末節的3/5，呈長方形拱起，頂端橫徑稍大於基部橫徑。就正常的指甲來說，一般可以分為：普通指甲、大型指甲、小型指甲、長型指甲、短型指甲、寬型指甲、窄型指甲等類型。

依據指甲診斷身體健康狀況，主要有以下兩點：

首先，觀察指甲的顏色及形狀。健康指甲應呈粉紅色，平滑光潔，甲面無縱橫溝紋，甲上無異常斑點，指甲對稱，不偏斜，無凹陷或末端向上翹起的現象。若指甲的顏色和形狀發生變異，就意味著身體正在發生病理性的變化。

其次，觀察指甲底部白色像半月形的部分，其被稱為「新月弧」，也就是民間俗稱的「月白」。新月弧恰位於各指中央，沒有太大的偏移。當所有的指甲有正常的新月弧時，便可推斷人體的健康狀況良好；如果指甲完全沒有或僅僅有一點新月弧時，這意味著身體疲勞不堪，或正患有病痛。最理想的新月弧應占指甲面積的1/5左右，新月弧太大或沒有則意味著身體存在病變。此外，新月弧顏色的異常變化，也可能反映身體的不健康狀況。

不健康的指甲狀態

顏色	• 灰色、深紅 • 紫色、黑色
月白	小於或大於1/5
狀態	• 色澤發暗，有多條豎線分佈 • 色澤發暗，凹凸不平，有多條橫線分佈

不同指甲對應人體的不同部位

　　雙手的指甲與人體部位存在著一定的對應關係，根據這種對應關係就可以診斷出身體相應部位的健康狀況。

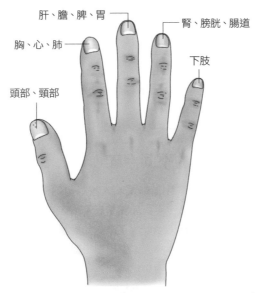

肝、膽、脾、胃

腎、膀胱、腸道

胸、心、肺

下肢

頭部、頸部

九疇十區

　　九疇十區，是指將指甲劃分為十區，並分別對應人體不同的臟腑器官，以達到瞭解身體健康狀況的目的。

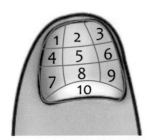

1、3區	肺
2區	心臟
4、6區	肝膽胰
5區	脾胃
7、9區	小腸、大腸
8區	腎臟、膀胱
10區	胞宮、精室、骨骼

甲診的依據

　　觀甲診病主要在於觀察指甲的顏色、形狀和月白，對照健康指甲的情況，可判斷身體是否處於健康狀態。

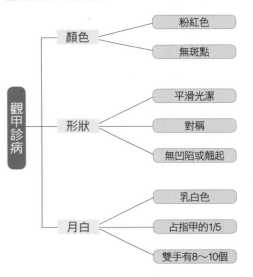

觀甲診病

顏色　　粉紅色

無斑點

形狀　　平滑光潔

對稱

無凹陷或翹起

月白　　乳白色

占指甲的1/5

雙手有8～10個

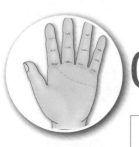

04 手指
手指形態與身體健康

從手指診出疾病

手指處於人體上肢的末端，是血液回流的起點之一，而且心、肺、大腸、三焦、心包、小腸等經絡的循行點都位於指尖，所以手指形態的變化與身體健康有著密切的聯繫，手指也因而成為手診的參考之一。

五指代表的不同意義

中醫認為，手指能反映人體臟腑的盛衰，是因為每個手指可代表不同的臟腑器官，手指與臟腑有著一定的對應規律。

拇指反映肺脾功能。正常指節應長短均勻，圓長健碩，直而不偏。過分粗壯顯示易動肝火，會出現眼澀、眼癢、口苦、心情煩躁、頭暈等病症；扁平薄弱顯示少年時期體質差，易患神經衰弱；上粗下細則表示吸收功能差，身體瘦弱不易肥胖；上細下粗表示吸收功能好。

食指反映腸胃功能。正常指節應為柔軟富於彈性，圓長健壯。蒼白瘦弱表示肝膽功能差，消化功能差，易疲倦；第一指節過長表示體質差；第二指節過粗表示鈣質吸收不平衡，骨骼、牙齒多較早損壞；第三指節過短易患神經方面疾病；指頭偏曲、指節縫隙大顯示易患消化系統疾病，特別易患大腸疾病。

中指反映心血管功能。正常應為圓長健壯，指形直而不偏曲。蒼白細小表示心血管功能差，需注意家族遺傳；中指偏短顯示易患肺腎疾病；第二指節過長意味著鈣質代謝差，選擇鈣劑時要選易吸收的，否則易造成鈣質沉積形成結石。

無名指反映肝膽功能。以圓秀健壯、指形直而不偏曲、指節圓潤有力、指節紋清晰為正常。無名指太長的人多會因生活不規律而影響健康；無名指太短表示身體元氣不足，體力不佳，免疫力低。此外，無名指的長短與人體泌尿生殖系統也有關。

小指反映子宮、睾丸、腎功能。正常指節應為長短相稱，直而不偏曲。小指瘦弱的女性易患月經病、婦科病；男性易腎虧、性功能差、生育困難。

手指診病在西方

英國利物浦大學的科學家不久前首次發現手指長度和心臟病之間有直接關係。看看男孩的手指，就可以知道他們成年後是否會有患心臟病的危險。研究的負責人約翰·曼寧博士和他的同事們得出結論，無名指與食指長度相同或較食指稍短的人在30歲至40歲時突發心臟病的機率較高。無名指長的人更易在年齡較大時患心臟病。

手指對應的人體臟腑

拇指	脾肺
食指	腸胃
中指	心血管
無名指	肝膽
小指	子宮、睾丸、腎

手指、經絡、人體各系統的對應關係

根據經絡與人體各系統的關係，可推斷出手指與人體各系統之間的對應關係，從而透過手指的變化，瞭解身體不同系統的健康狀況。

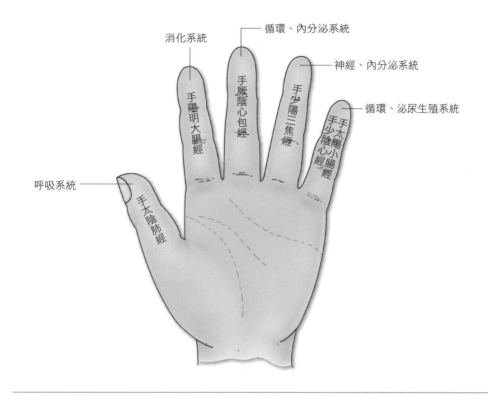

手指的正常形態與人體健康

透過觀察我們手指的形態就可以知道我們身體各個系統健康與否。

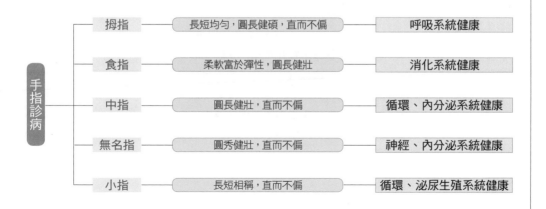

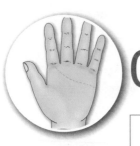

05 手療
以手診病，更可以手療病

手療的歷史

手療的歷史

2000多年前的《黃帝內經》就認為人體的局部和整體具有辯證統一的關係，即身體每一個部位都與全身的臟腑、經絡等密切相關。《靈樞》中就有診魚際紋路之法及爪甲診病法；唐代王超的《水鏡圖訣》介紹過小兒指紋診病方法。透過與臟腑的對應關係，刺激手部反射點能達到治療疾病的效果，使得手療成為一門醫學方法而流傳下來。

手療養生歌

手指腳趾多揉揉，
失眠頭痛不用愁。
常揉拇指健大腦，
常揉食指胃腸好。
常揉中指能強心，
常揉環指肝平安。
常揉小指壯雙腎，
十指對力養心臟。
雙手對插頭腦清，
旋轉關節通經脈。
反掌伸展鬆筋骨，
揉揉十指祛頭痛。
按摩四關行氣血，
搖肩轉膊鬆頸椎。

什麼是手療

何為手療？從狹義上來説，手療就是指手部按摩療法，即透過按摩手部某些與身體內外臟器、組織有著特定聯繫的穴位、病理反射點或敏感點治療病症的方法。因為手部有著大片的病理反射區，是神經的聚集點。一隻手正反面有70多個病理反射區和治療穴位，臨床實驗證明，對這些穴區進行按摩等刺激可治療近百種疾病。只要準確地、不斷地利用特定的手法來按摩，就能使內臟不斷受到良性刺激，而逐漸強化其功能，以達到保健強身、治療急慢性疾病的目的。這些手法，一般包括點法、揉法、按法、推法等。

從廣義上來説，手療還包括針刺療法、點刺療法、七星針療法、艾灸療法、指針療法、割治療法、埋線療法、穴位注射療法、手部直流電療法、握藥療法等。但是在這些療法中，按摩療法是最有代表性、最簡單方便、最經濟實惠，也是流傳最廣、最受民眾喜愛的，因此人們一般説到手療時，其實説的就是手部按摩療法。

手療的條件

手療（以下提到手療時均指手部按摩療法）對場所一般沒有特殊要求，只要室內自然光線充足，盡量避免周圍環境噪音。在進行手療前，應事先對指甲進行修剪，保持適當的長度，並磨平使之圓滑。因為指甲過長容易刺破皮膚，而過短又會影響療效。

手療的適用性

手療既可用於治療各類病症，也可用於養生保健，用途相當廣泛。而且手療還是一種無創傷、無副作用、療效顯著並隨時可以進行的治療方法。手療以其操作簡便、易學易懂、療效靈驗、經濟安全等諸多優點，符合大眾對治療方法「簡、便、廉、驗」的要求，所以能長期在民間廣泛應用並廣為流傳。藉由手療，大家既可互治，又可自治，所以手療深受人們的喜愛和歡迎。

手療的優點

內科、外科、骨科、婦科、兒科、皮膚科、五官科等很多常見病、多發病，甚至一些疑難雜症，都可以採用手療來進行治療。

對於各種適應證，只要運用得當，都會有意想不到的效果。而且，手療還是一種不可多得的保健強身的方法，只要長持使用，一定獲益良多。

治療範圍非常廣泛

手療優點

療效好見效快

操作簡單方便易學

無需新興技術以及複雜的醫療器械，僅憑雙手以及一些簡單的工具便可操作，比較容易掌握，特別適合人們居家保健祛病。

安全可靠無副作用

安全可靠，無污染，不會使人體產生藥性依賴，也不會對人體臟腑造成任何損害。

手療的注意事項

1	冬天要做好保暖，避免手部受寒或者凍傷；夏季天氣悶熱，可以打開電風扇解熱，但要注意不可直接對著風吹。進行手療時，場所空氣要流通。
2	力度要適中，每穴治療3～5分鐘，每次以15～30分鐘為宜。對於急性病症，每日可治療1～2次，病癒後即止；對於慢性病症，則每日或隔日治療1次，5～10次為一個療程。
3	飽脹、飢餓或極度疲勞的狀態下，均不可做手療。在進行手療前最好休息15分鐘，如果是剛做完劇烈運動則要休息半個小時才能進行。
4	老年人關節僵硬，骨骼相對鬆脆；少年兒童皮膚細嫩，所以這兩種人做手療時，手法要輕柔，不可用力過大。
5	病情較為嚴重的人，做手療時要配合常規療法同時進行，或以常規療法為主，手療法為輔，以達到快速治癒疾病的目的。
6	手部有感染、化膿性病灶者，禁用手療法；皮膚過敏者，也要慎用手療法。

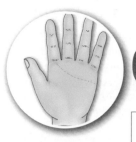

06 操作手法
手部按摩療法實作

按摩手術

　　手部按摩療法的基本手法大概有按、揉、點、捻、搯、推、擦、搖轉、拔、摩等10種，每種方法都有適用的部位和注意事項，按摩時要多加留意。

基本方法簡介

按法

　　定義：用拇指指尖或指腹（肚）垂直平壓穴位、反應區、反應點。

　　適用：手部大、小魚際等較平的穴區。此法常與揉法配合使用，可用來預防及治療各種慢性疾病和慢性疼痛。

　　注意：著力部位要緊貼手部表面，移動範圍不宜過大，用力力度要逐漸加重，緩慢而持續，不要使用爆發力，按壓頻率和力度都要均勻。

揉法

　　定義：把手指螺紋面按在手部穴區上，放鬆腕部，以肘部為支點，前臂擺動，帶動腕部和掌指做輕柔緩和的旋轉性揉動，將力透過手指傳達各部位。較常用的是中指揉和拇指揉。

　　適用：發揮調節補益的作用，適宜在表淺或開闊的穴位上進行。常用來治療慢性疾病、虛證、勞損。

　　注意：壓力宜輕柔，動作要協調有節奏，持續時間最好長些。

點法

　　定義：用拇指指端、中指頂端、小指外側尖端、無名指頂端、指尖關節等部位，點壓手部穴位。

　　適用：一般用於骨縫處的穴區。多用於急證、痛證等治療。

　　注意：點法接觸面積小，力度強，刺激性大。操作時要求準確有力，不要滑動。

捻法

　　定義：用拇指、食指螺旋紋面夾持一定部位，用單指或兩指相對做搓揉動作。此法有活血通絡、止痛的作用。

　　適用：每指關節。多用於慢性病症、局部不適及保健等。

　　注意：捻法的要求較多，既強調頻率和作用部位，又要重而不滯，輕而不浮。

手診理論的發展

中醫學理論的不斷發展和演進，為手診奠定了完善的理論基礎。可以說沒有中醫的經絡學說，就沒有全息；沒有中醫的臟象學說，就無法斷言手掌中某區某段屬於某臟腑；沒有中醫的望診學說，就無法規範手診的基礎診斷原則和方法，更何況中醫的望色，更是手診中密不可分的理論指導原則。

手部按摩的注意事項

1.初次按揉後如果局部出現微痛、酸、脹等感覺，這是因為指力過大，應該減輕力度。

2.按摩過程中要自然呼吸，不要屏息。

3.由於手部穴位比較小，按摩過程中可以適當採用一些小工具，如火柴棒、棉花棒、圓珠筆、鋼筆等進行穴位按壓。

4.暴飲暴食及洗澡後1小時內不宜按摩。

手部按摩手法圖解

按法

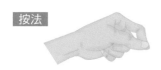

揉法

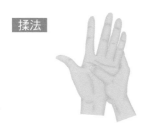

點法

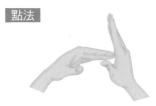

捻法

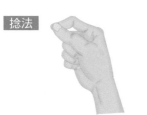

掐法

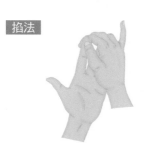

推法

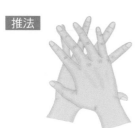

掐法

定義：以手指頂端甲緣對手部穴位區施以重度刺激，一般多用拇指頂端及橈側甲緣施力，或以拇指與其餘各指頂端甲緣相對夾持穴區來施力。

適用：常用於掌指關節結合部位及掌骨間縫部位的操作。用於治療痛證、癲狂發作、急症、神經衰弱等。

注意：掐法屬強刺激手法，掐時要慢慢用力，到引起強烈反應時停止。運用此法時，切不可滑動，否則很容易損傷皮膚。為避免掐破皮膚，可在重掐部位覆蓋一層薄布。

推法

定義：用指掌、單指、多指及掌根、大小魚際側，著力於手部的一定穴位及反應點，單向直線移動。

適用：手部縱向長線進行。推法操作一段時間後一般配合使用擦法。推法可用於治療慢性病、勞損性疼痛、痠痛、虛寒及保健等。

注意：操作時，要求指掌緊貼體表穩妥用力，速度緩慢均勻。為使力度調控自如，一般是沿手部骨骼走向進行操作。

擦法

定義：用單指、手掌、大小魚際或掌根部附著於手的一定部位，緊貼皮膚進行往返快速直線運動。

適用：手掌、手指部順骨骼走向，特別是手掌心部。適用於慢性疾病、虛寒證、精神性疾病等，也可用來強身健體。

注意：要求腕關節要自然伸直，前臂與手保持水平，指端可微微下按。此法的著力一定要輕而不浮，節奏迅速。

摩法

定義：把手掌面或食指、中指、無名指螺紋面附於手部一定部位上，用腕關節連同臂部擺動在掌部穴區上做順時針或逆時針的循環擦動。

適用：手部相對開闊的部位。常用來治療老年疾病、慢性疾病、虛證、寒證等。

注意：要求頻率要快，動作輕柔，速度均勻協調，不應重滯不勻，否則不能達到理想療效。

手掌臟腑對應總圖

　　中醫理論中反射區是指「腳底」、「手部」、「耳部」等可以反映人體器官病變的區域。這些部位是血液流通的末尾部分。如果身體某個重要器官出現了病變，血液便會集中流向那些器官進行免疫戰爭，於是就比較難流通到手、足、耳等部分，也就向人們暗示了身體的某些臟腑發生了病變。一般來說手掌上的反射區和人體是相互對應的，透過此圖我們能清楚地看出圖中所對應的人體上部的器官也在整個反射區的上部。

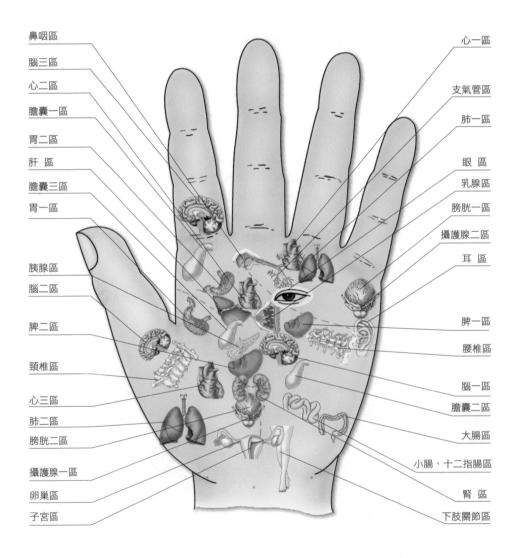

鼻咽區
腦三區
心二區
膽囊一區
胃二區
肝區
膽囊三區
胃一區
胰腺區
腦二區
脾二區
頸椎區
心三區
肺二區
膀胱二區
攝護腺一區
卵巢區
子宮區

心一區
支氣管區
肺一區
眼區
乳腺區
膀胱一區
攝護腺二區
耳區
脾一區
腰椎區
腦一區
膽囊二區
大腸區
小腸、十二指腸區
腎區
下肢關節區

心 區

心一區

心一區位於無名指根部，即無名指掌指褶紋與1線之間的區域，此區主要反映心肌供血功能。若心肌供血不足，一般症狀為心前區壓榨性疼痛、胸悶或後背疼痛，非典型的症狀包括無原因的胃痛、牙痛或心絞痛。

心二區

心二區位於2線上，勞宮穴所在位置的周圍區域。當拇指在外，自然握拳時，中指尖所覆蓋面積就是心二區的位置。此區主要反映心律不整的各種情況，如心跳過速、心跳過緩等。心律不整見於各種器質性心臟病，其中以冠心病、心肌病、心肌炎和風濕性心臟病為多見，尤其以發生心臟衰竭或急性心肌梗塞最常見。除此之外，在自主神經功能失調患者中也較多見。

心三區

心三區位於大魚際，除了震位和肺二區，餘下的部分即是。此區主要反映心功能的具體狀況，如淤血性心功能不全等病。

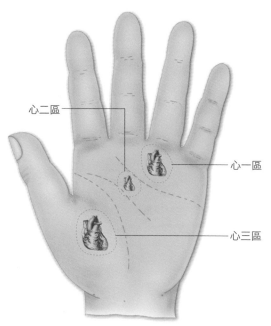

心二區

心一區

心三區

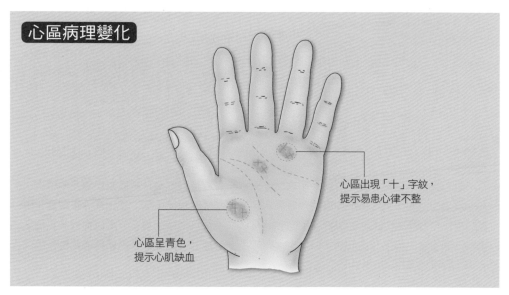

心區出現「十」字紋，
提示易患心律不整

心區呈青色，
提示心肌缺血

心區病理變化

肝 區

肝區的位置及手紋含義

肝區位於2線與3線之間，從拇指掌指褶紋
內側端點開始，畫一條平行線穿過3線到達2線，
在這條線內2線與3線之間的位置就是肝區。透過
肝區可診斷的疾病有：病毒性肝炎、脂肪肝、肝
損害和肝癌等。肝區常出現的病理紋有：「十」
字紋、「米」字紋、「島」形紋和「△」形紋。
若出現「十」字紋，提示肝有炎症，「米」字紋
則提示肝臟氣滯血淤，「島」形紋表示肝臟出現
腫瘤或腫瘤已經惡化，出現「△」形紋表明有酒
精肝或脂肪肝。

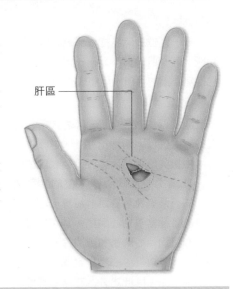

肝區

肝區病理變化

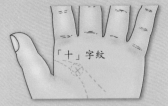

出現「十」字紋，提示肝有炎症。

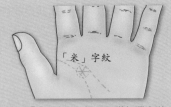

出現「米」字紋，提示肝臟氣滯血淤。

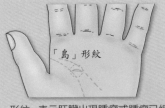

出現「島」形紋，表示肝臟出現腫瘤或腫瘤已經惡化。

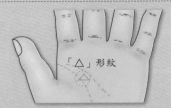

出現「△」形紋，表示有酒精肝或脂肪肝。

　　若手掌出現枯槁乾燥，肝區青暗無光，即提示患有慢性肝炎。肝區出現青色的情況，
女性較男性明顯多見。傳統中醫的體質學說認為，女性多血而少氣，其正常的生理變化要
靠疏洩作用的肝來完成。如果肝氣不足，就難以疏導全身血液的運行。所以女性常見肝氣
鬱結、氣鬱化火等引起的肋痛、頭痛、失眠、多夢等症狀。因此女性應該調心養性、開闊
心胸，以保持健康。

Chapter 2
手掌掌紋線健康密碼速查

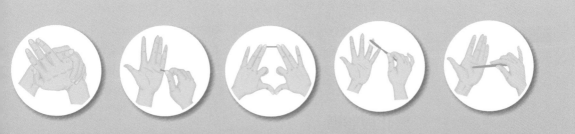

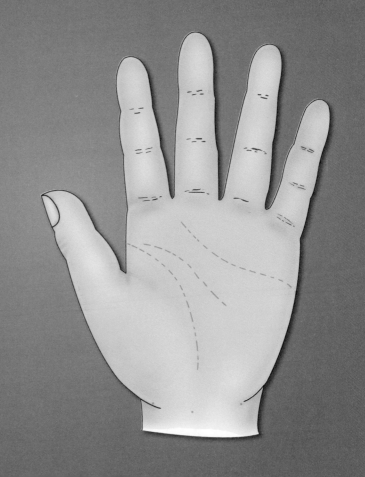

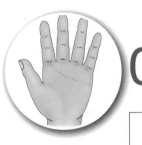

01 | 感情線
提示呼吸系統功能的1線

概念

感情線又稱１線，起於手掌尺側，從小指掌指褶紋下1.5～２公分處，以弧形、拋物狀延伸到食指與中指指縫之間下方，這條線以深長、明晰、顏色紅潤、向下的分支少為正常。

墨印手紋病理變化

1線分成兩支

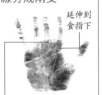

延伸到食指下

流入食指與中指指縫內

| 變化 | 1線分成兩支，一支延伸到食指的第三指關節腔下緣，另一支流入食指與中指指縫內。 |
| 診斷 | 提示胃的功能薄弱，消化吸收不良。 |

綜述
該手線的整體提示意義

　　主要反映呼吸系統功能的強弱。觀察1線的長度和走向，可以分析出自主神經對消化系統功能的影響；觀察1線從中指到無名指這一段，可以分析出呼吸系統功能的強弱。

變化與診斷
該手線的主要變化與病理診斷

變化特徵	病理診斷
1線過長，已經到達食指的第三關節腔下緣	提示可能患有胃腸道功能紊亂，即胃腸自主神經功能紊亂
1線分成兩支，一支延伸到食指的第三指關節腔下緣，另一支進入食指與中指指縫內	提示胃的功能薄弱，消化吸收不良
1線在無名指下發生畸斷	提示肝的能力較差，或早年曾經患過嚴重的疾病，引起肝的免疫功能下降
1線在無名指下方被兩條豎線切斷	提示血壓不穩定，其血壓偏高或偏低，還要結合交感神經區和副交感神經區查看。若在豎線的兩旁有脂肪隆起，多患高脂血症
1線呈鎖鏈狀	提示自幼呼吸功能薄弱
1線長，流入食指與中指縫內，且2線下垂向乾位	提示自幼患有胃病，吸收消化功能很弱
在手掌的小魚際處，1線始端有較大的「島」形紋	多提示聽神經異常
1線尾端出現較小的「島」形紋或大量凌亂的羽毛狀紋線	提示患有咽炎或鼻炎
1線在無名指下部有延伸向2線的葉狀「島」形紋	提示患有乳腺增生
1線在無名指下有較小的「島」形紋	提示視神經方面發生異常變化

標準手線
該手線健康形態圖解展示

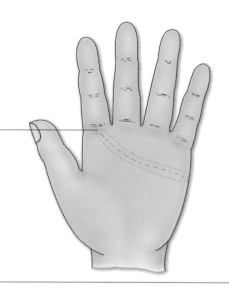

1線起於手掌尺側，從小指掌指褶紋
下1.5～2公分處，以弧形、抛物狀延
伸到食指與中指指縫之間下方。主
要反映呼吸系統功能的強弱。

不健康的變化
該手線形態變化圖解展示與病理診斷

1線過長

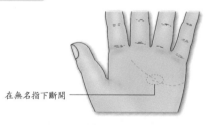

1線到達食指下

1線過長，到達食指的第三關節腔下緣，提示可能患
有胃腸自主神經功能紊亂。

1線畸斷

在無名指下斷開

1線在無名指下發生畸斷，提示肝的能力較差，或早
年曾經患過嚴重的疾病，引起肝臟的免疫功能下降。

1線被切斷

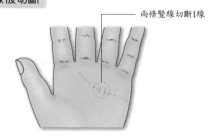

兩條豎線切斷1線

1線在無名指下方被兩條豎線切斷，提示血壓不穩定。

1線呈鎖鏈狀

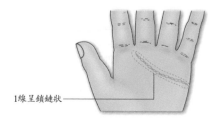

1線呈鎖鏈狀

1線呈鎖鏈狀，提示自幼呼吸功能薄弱。

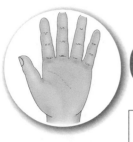

02 | 智慧線
提示心腦健康的2線

綜述
該手線的整體提示意義

2線主要反映心臟的健康狀況，其所提示的疾病，偏重於神經、精神方面及心血管系統功能的變化。智力高低、甚至外傷都可從這條線上反映出來。凡具備標準型2線的人，大多身體比較健康，充滿活力，心情愉快。2線末端過於下垂的人，多見於思想家；若過於平直，則提示此人頭腦固執、性格急躁。有關2線所提示的健康狀況，大部分來自遺傳。

變化與診斷
該手線的主要變化與病理診斷

變化特徵	病理診斷
2線與3線始端並連過長，而且呈鏈狀	自幼消化吸收功能較差，後天要特別注重對脾胃的調理和保養
2線過長，下垂到乾位，而且線上有凌亂紋理	患有精神官能症
2線斷裂	提示易頭痛，或腦細胞曾有過嚴重的損害
2線呈鎖鏈狀	自幼胃腸的消化吸收功能差，營養不良，易導致記憶力減退
2線中斷，或在手心處分開2、3支	提示有心臟病，或常見於先天性風濕性心臟病
2線中部有較大的「島」形紋連接	多提示患有眩暈症，或梅尼爾氏症
2線過於平直	提示此人頭腦固執、急躁，易患頭痛
2線位於勞宮穴附近出現「口」形紋	提示多有腦震盪史或全麻手術史、脊髓疾病、腰椎骨折等病
2線在無名指下出現「口」形紋	多為腹部手術遺留的腸黏連和腹部外傷的標記
2線上有明顯「十」字紋	提示此人心律不整，要預防隱性冠心病
2線上有明顯「米」字紋	多提示患有血管性頭痛或心絞痛

概念

智慧線又稱2線、腦線，起於手掌橈側，從食指掌指褶紋與拇指掌指褶紋內側連線的1/2處，以拋物狀延伸到無名指中線，這條線以微粗、清晰不斷裂、微微下垂、顏色紅潤為正常。

墨印手紋病理變化

2線分支

在手心處分成2、3支

變化	2線在手心處分開2、3支。
診斷	提示有心臟病，常見於先天性風濕性心臟病。

標準手線
該手線健康形態圖解展示

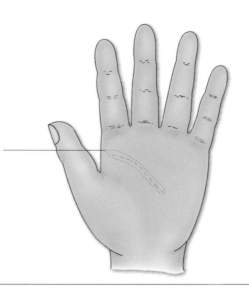

2線起於手掌橈側,從食指掌指褶
紋與拇指掌指褶紋內側連線的1/2
處開始,以拋物狀延伸到無名指中
線,主要提示心腦的健康狀況。

不健康的變化
該手線形態變化圖解展示與病理診斷

2線過長

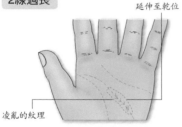

延伸至乾位

凌亂的紋理

2線過長,下垂到乾位,而且線上有凌亂紋理時,提
示患有精神官能症。

2線與3線並連過長

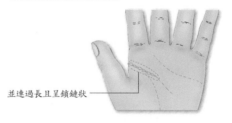

並連過長且呈鎖鏈狀

2線與3線始端並連過長,而且呈鎖鏈狀,提示自幼消
化吸收功能較差,要特別注重對脾胃的調理和保養。

2線斷裂

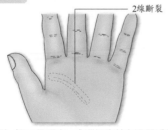

2線斷裂

2線斷裂,提示易頭痛,或腦細胞曾有過嚴重的損害,
要注意心腦血管疾病的檢查。

2線呈鎖鏈狀

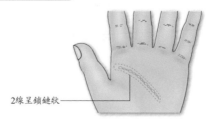

2線呈鎖鏈狀

2線呈鎖鏈狀,提示自幼胃腸的消化吸收功能差,營
養不良,易導致記憶力減退。

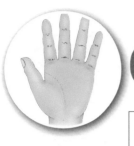

03 生命線
提示體質經歷狀況的3線

概念

生命線又稱3線、地線,起於手掌橈側,從食指掌指褶紋與拇指掌指褶紋內側連線的1/2處,以弧形、拋物狀延伸至腕橫紋,弧度不超過中指中線下垂直線。多數人手掌上3線與2線相交。

墨印手紋病理變化

3線末端分叉

3線末端分叉

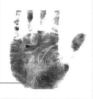

| 變化 | 3線末端出現分叉紋。 |
| 診斷 | 提示患有關節炎。 |

綜述
該手線的整體提示意義

　　3線主要反映人的體質、精力、能力、健康狀況及身體疾病的狀況。此線以微粗、清晰不斷、顏色紅潤為正常,多表示身體生命力強。

變化與診斷
該手線的主要變化與病理診斷

變化特徵	病理診斷
3線在起點處有斷裂	提示幼年曾有過較嚴重的疾病,甚至危及生命,如肺炎、猩紅熱、傷寒等
3線內側有一條護線產生	腸道功能失調、便秘、腹瀉
3線過短	免疫力差,易患慢性消耗性疾病而影響生命
3線呈鎖鏈狀	提示身體抵抗力差,易生病
3線末端出現分叉紋	提示患有關節炎
3線起點偏高	膽氣剛硬,肝木旺盛,其病為肝木克土或膽囊炎症
3線起點偏低	精力不足,脾土虛弱,胃腸消化吸收功能較差
3線尾端出現「傘」形紋	提示患有腰腿痛
3線的包圍面積過大,超過中指中線	提示有血壓偏高的症狀
3線包圍的面積較小,沒有達到中指中線	提示血壓偏低,身體較差,不論男女,都易患消化不良
3線尾端出現「島」形紋	女性提示可能患有子宮肌瘤,男性提示可能患有攝護腺炎或攝護腺肥大,且「島」形紋越小表示越有病理意義
3線尾端出現「米」字紋	提示易患心絞痛
3線在腎區斷裂或出現「米」字紋	提示患有腎結石

標準手線
該手線健康形態圖解展示

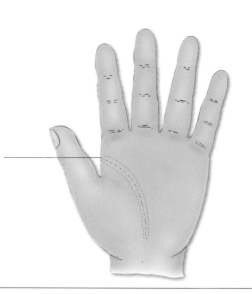

3線起於手掌橈側，從食指掌指褶紋與拇指掌指褶紋內側連線的1/2處開始，以弧形、拋物狀延伸至腕橫紋，此線主要反映人的體質、精力、能力、健康狀況及身體疾病狀況。

不健康的變化
該手線形態變化圖解展示與病理診斷

3線過短

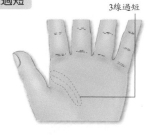

3線過短

3線過短，提示免疫力差，易患慢性消耗性疾病。

3線內側的護線

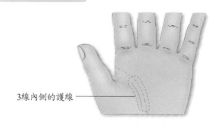

3線內側的護線

3線內側有一條護線，提示患有腸道功能失調、便秘或腹瀉等病症。

3線始端斷裂

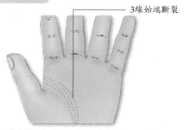

3線始端斷裂

3線在起點處斷裂，提示幼年曾有過較嚴重的疾病，甚至危及生命。

3線呈鎖鏈狀

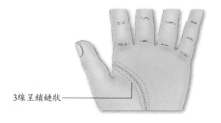

3線呈鎖鏈狀

3線呈鎖鏈狀，提示身體抵抗力差，易生病。

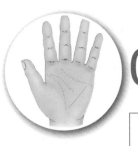

04 | 健康線
提示身體免疫力狀況的4線

概念

健康線又稱4線，起於大小魚際交接處（以不接觸3線為原則），斜行向小指方向（以不接觸1線為原則）延伸。在掌紋診病過程中，4線是預測、診斷重病發生、發展的一條非常重要的線。

墨印手紋病理變化

4線呈梯形狀

4線呈梯形

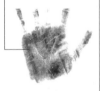

| 變化 | 4線斷斷續續，呈片斷形或梯形。 |
| 診斷 | 提示消化功能衰退。 |

綜述
該手線的整體提示意義

　　4線反映的身體情況主要包括：肝臟免疫功能、身體抵抗力的強弱及身體狀況的好壞。身體健康的人一般很少有這條線，這條線大多見於腦力勞動者或身體弱的人。而且在身體情況變差的時候，4線會隨著身體變差而一直加深，直到健康恢復，線才又變淺。這表明，有健康線反而不健康。特別表現在肝腎功能較差，或患有慢性呼吸系統疾病的人身上，通常這些患者手掌上會出現深而明顯的4線。如果4線沒有接觸或與3線相交時，表示無大礙。

變化與診斷
該手線的主要變化與病理診斷

變化特徵	病理診斷
出現深長的4線，且線上出現「島」形紋	多提示肝的健康狀況較差
4線深長配合潛血線形成倒「八」字紋	提示有內出血傾向
4線深長切過1線	提示疾病偏重於呼吸系統
4線過長切過3線	提示疾病偏重於免疫系統，且有危及生命的可能
4線斷斷續續，呈片斷形或梯形	表示消化機能衰退
4線為波形	表示肝臟或膽囊機能較衰弱，有時也表示風濕證
4線粗大並形成弓形	表示體力衰弱
4線與3線相連接的地方，出現較大的「島」形紋	表示患有呼吸系統疾病，如果「島」形紋內部有細小雜線，同時「島」形紋鬆弛，提示呼吸器官或喉嚨有發炎的症狀

標準手線
該手線健康形態圖解展示

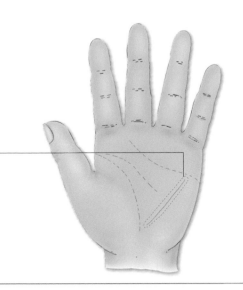

4線起於大小魚際交接處，斜行
向小指方向延伸，且不接觸1線和
3線。此線主要反映肝臟免疫功
能、身體抵抗力的強弱及身體狀
況的好壞。

不健康的變化
該手線形態變化圖解展示與病理診斷

4線上的「島」形紋

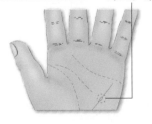

4線上的「島」形紋

出現深長的4線，且線上出現「島」形紋，多提示肝
的健康狀況較差。

4線切過1線

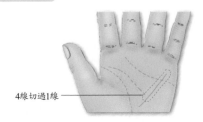

4線切過1線

4線深長切過1線，提示易患呼吸系統疾病。

4線切過3線

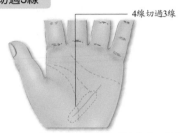

4線切過3線

4線過長切過3線，提示易患免疫系統疾病，且有危及
生命的可能。

4線與潛血線形成倒「八」字紋

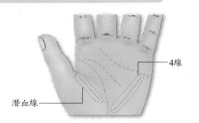

4線

潛血線

4線深長配合潛血線形成倒「八」字紋，提示有內出
血傾向。

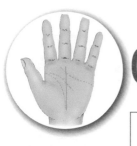

05 | 玉柱線
提示心血管系統功能的5線

概念

玉柱線又稱5線，起於坎位，向上通過掌心，直達中指下方。此線不能太粗，最好為細而淺，筆直而上，清晰不斷，以顏色紅潤為最佳。

墨印手紋病理變化

5線延伸到中指下方

5線深長到中指下

變化　5線深長到中指下方。

診斷　代表患有慢性疾病，主要是心肺功能減退，中晚年易患心腦血管疾病。

綜述
該手線的整體提示意義

　　5線主要反映心血管系統和呼吸系統的健康狀況。其實，手掌出現這條線並非健康之兆，而且此線越長（連到中指下）健康狀況越不好，主要表現為青少年時期身體較弱。若這條線比較短，提示在其出現的階段體質下降，但現在已經痊癒。5線反映的慢性疾病主要是心肺功能減退，有些人目前感覺身體健康狀況良好，如果出現5線，則表示中老年易患有心腦血管方面的疾病。

變化與診斷
該手線的主要變化與病理診斷

變化特徵	病理診斷
無名指下有2條平行的5線延伸向1線	提示可能患有高血壓
5線始端出現「島」形紋	提示胃腸的消化吸收功能差，常會有腹部脹氣的症狀
5線末端出現如羽毛球拍形狀的長豎島紋	提示患有胃下垂
5線深長到離位處分成3個分支	提示容易患有心肺疾病
5線深長到中指下方	提示心肺功能減退，中晚年有心腦血管方面的疾病
5線始端出現圓滑小「島」形紋	提示易患痔瘡
5線的尾端有大量的干擾線	常會出現胸悶氣短的情況
5線與1線相交處有凌亂的分支	提示易患肺炎
5線起始端位於地丘處有豎形的小「島」紋	久坐的人容易患便秘、痔瘡
5線低矮，或起始端出現魚尾紋	提示體質較差，易便秘
5線在明堂處終止，且頂端有豎長島紋	提示患有胃下垂
5線起端坎位處有小坑或有明顯的「米」字紋	提示已經患有腎結石

標準手線
該手線健康形態圖解展示

5線起於坎位，向上通過掌心，直達中指下方，主要反映心血管系統和呼吸系統的健康狀況。

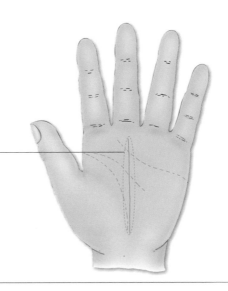

不健康的變化
該手線形態變化圖解展示與病理診斷

無名指下2條平行5線

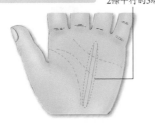

2條平行的5線

無名指下有2條平行的5線延伸向1線，提示可能患有高血壓。

5線始端的「島」形紋

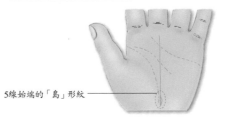

5線始端的「島」形紋

5線始端出現「島」形紋，提示胃腸的消化吸收功能差，常會有腹部脹氣的症狀。

5線末端的「島」形紋

5線末端的「島」形紋

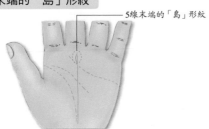

5線末端出現如羽毛球拍形狀的長豎「島」形紋，提示患有胃下垂。

5線在離位分支

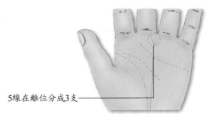

5線在離位分成3支

5線深長到離位處分成3個分支，提示容易患有心肺疾病。

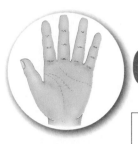

06 障礙線
提示人體精力狀況的6線

綜述
該手線的整體提示意義

6線可以反映出近期身體的好壞,若在短時間內出現大量橫切過各主線和散佈於各臟腑區域的6線,提示人的精神和思想都達到了極其疲勞的狀態,若不及時調整身心,可能會影響到內臟的功能。6線不同於其他線的是,它在短時間內就會發生很大改變,而其他紋線是不經常變化的。有這條線的人,最易產生抑鬱、固執、情緒低落或消極等心理問題。

這條線在皮紋學上稱為「白線」,它是最不穩定的線,觀察它的種種變化,就可以判斷疾病的發展狀況,也可以觀察治療的情況。

變化與診斷
該手線的主要變化與病理診斷

變化特徵	病理診斷
深長的6線切過3線	提示體內潛伏著嚴重的疾病,例如癌症或心腦血管疾病等
出現2～3公分長的6線切過1、2、3主線	提示患有慢性消耗性疾病
無名指與中指下的1線有方形紋且與6線相交,且伴有「井」字紋、「△」形紋	提示患有慢性支氣管炎
有一條平直的6線從1線下出發,穿過2線,侵入3線,向拇指關節腔延伸,這條6線呈斷續狀或上面有「島」形紋	提示可能患有腫瘤,並且6線會隨著病情而改變
手上突然出現大量細小、淺短的6線	提示近期常有飲食不規律、熬夜或工作壓力較大的情況
有較多6線橫切3線	體質較差
6線橫切3線,且月丘上有格子紋	腎虛或有呼吸系統方面的疾病
女性掌部各主線有淺細的6線穿過,且掌色紅,尤其是乾位顏色鮮紅	患有更年期症候群
1線在中指下方被6線切過	有血壓不穩的症狀

墨印手紋病理變化

出現大量6線
大量細小、淺短的6線

變化	手上突然出現大量細小、淺短的6線。
診斷	提示近期常有飲食不規律、熬夜或工作壓力較大的情況。

標準手線
該手線健康形態圖解展示

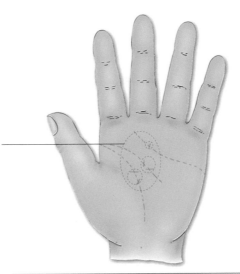

6線是橫切各主線或輔線的不正常
紋線，位置不固定，主要反映近期
身體的狀況。

不健康的變化
該手線形態變化圖解展示與病理診斷

6線切過1、2、3線

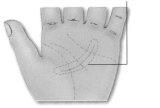

6線切過1、2、3線

2～3公分長的6線切過1、2、3線，提示患有慢性消耗性疾病。

6線經過1、2、3線延伸向拇指下

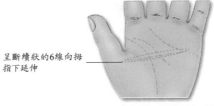

呈斷續狀的6線向拇指下延伸

有一條平直的6線從1線下出發，穿過2線，侵入3線，向拇指關節腔延伸，且此線呈斷續狀，提示可能患有腫瘤。

6線切過3線

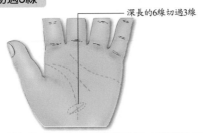

深長的6線切過3線

深長的6線切過3線，提示相應年齡時期，可能發生重大疾病。

多條6線切過1線

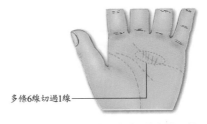

多條6線切過1線

無名指與中指下的1線有多條6線穿過，提示患有慢性支氣管炎。

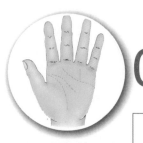

07 | 成功線
提示血壓高低的7線

綜述
該手線的整體提示意義

命相學認為「太陽」者，貴人也。出現7線，是命中有貴人庇佑，貴人雖然和血壓沒有任何關係，可是「太陽」者，諸陽之首也，從中醫的陰陽學說論：陽之太盛——血壓高；陽之不足——血壓低，這反而很符合7線的實際功用。

7線預示高血壓或者低血壓的意義有助於這兩種疾病的防治。高血壓是最常見的心血管疾病，也是最常見的流行病之一。它經常會引起心、腦、腎等臟器的併發症，嚴重危害人類的健康。由於部分患者並無明顯的症狀，因此透過手診診斷方法，提前發現高血壓，對早期預防、及時治療有極其重要的意義。低血壓雖然不算是一種疾病，但可能是由其他疾病所引發的，而且它會使人頭暈眼花、精神疲憊、注意力不集中或昏倒、休克，導致別種傷害產生。所以患有低血壓也必須積極治療，從而維持身體健康，提高生活品質。

墨印手紋病理變化

7線與干擾線形成「丰」字紋

「丰」字紋

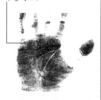

變化	7線有干擾線切過，形成「丰」字紋。
診斷	提示易患慢性支氣管炎。

變化與診斷
該手線的主要變化與病理診斷

變化特徵	病理診斷
7線旁出現「米」字紋	患有高血壓，並伴有心肌供血不足
7線穿過1線，交感神經區擴大	多會出現高血壓
7線形成，但沒有切過1線，交感神經區縮小	提示多患有低血壓
有一條或多條7線，且線較長	提示容易患有頸椎增生病
7線有干擾線切過，形成如「丰」字紋	易患慢性支氣管炎
有明顯的7線，且線旁有血脂丘隆起	患有高血壓且伴有血脂高
在無名指下，有兩條平行的7線穿過1線	可能患有高血壓
有多條7線，且線較短	可能血壓偏低
7線處出現「井」字紋	提示血壓偏低

標準手線
該手線健康形態圖解展示

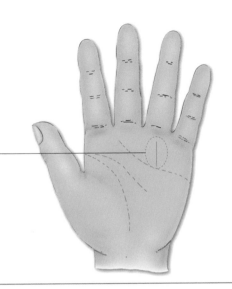

7線是一條位於無名指下的豎線，一般不超過1線。此線主要反映血壓的高低。

不健康的變化
該手線形態變化圖解展示與病理診斷

7線穿過1線

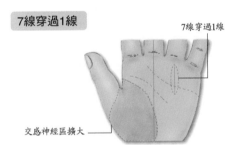

7線穿過1線

交感神經區擴大

7線穿過1線，交感神經區擴大，提示多會出現高血壓。

7線未切過1線

7線未切過1線

交感神經區縮小

7線沒有切過1線，且交感神經區縮小，提示多患有低血壓。

出現一條或多條7線

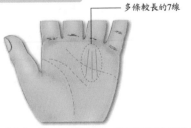

多條較長的7線

有一條或多條7線，且線較長，提示容易患頸椎增生病。

7線旁有「米」字紋

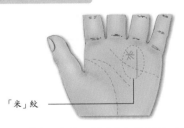

「米」紋

7線旁出現「米」字紋，提示患有高血壓，並伴有心肌供血不足。

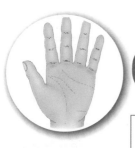

08 | 放縱線
提示生活習慣的8線

綜述
該手線的整體提示意義

8線多見於生活不規律、長期熬夜、身心極度疲勞、體力過度消耗或性生活過度、嗜酒、長期服用安眠藥、麻醉品的人。生活不規律,不注意飲食控制、適當運動及控制體重,將會產生一些可怕的後果,譬如會患上糖尿病、高血壓、高血脂等疾病。而這些病症,易引起視力減退、腎臟功能損害、動脈硬化等一系列問題。

如果已經患有糖尿病,那一定要注意飲食。中醫學認為,糖尿病的病因是身體長期陰虛燥熱,導致內分泌失調,影響血糖。所以應避免食用會引起身體燥熱的食物,而且還要戒食高脂肪和高糖分食物。

變化與診斷
該手線的主要變化與病理診斷

墨印手紋病理變化

8線雜亂

8線雜亂

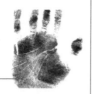

變化	出現雜亂的8線。
診斷	提示易失眠、多夢,是神經衰弱的信號。

變化特徵	病理診斷
出現三條8線	提示容易患糖尿病
一條深長的8線橫穿過3線腎區時	提示糖尿病已經直接影響到腎臟的代謝功能
出現彎曲的8線	生活不規律,需要調整作息
乾位出現一條8線,且有13線形成	提示患有糖尿病
出現雜亂的8線	易失眠、多夢,是神經衰弱的信號
8線過直	愛吃肉,易肥胖
8線上有多條細、小、斷斷續續的紋絡	容易神經衰弱、失眠多夢
剛出生的嬰兒手上出現8線	提示應考慮家族中是否有糖尿病史,且要加強外界因素與飲食、環境的防護,以避免糖尿病的發生
肥胖者手掌有一條筆直的8線	營養過剩的信號,要預防脂肪肝
兒童手掌上出現8線	提示多夢

標準手線
該手線健康形態圖解展示

8線位於小魚際的腕橫紋上1～2公分處，是一條向內延伸的短橫線，主要見於生活不規律或嗜酒、長期服用安眠藥、麻醉品的人。此外8線還可反映糖尿病的發生。

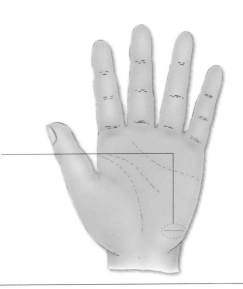

不健康的變化
該手線形態變化圖解展示與病理診斷

8線穿過腎區

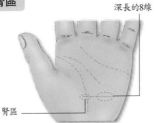

深長的8線

腎區

一條深長的8線橫穿過3線腎區時，提示糖尿病已經直接影響到腎臟的代謝功能。

乾位的8線

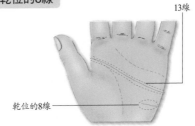

13線

乾位的8線

乾位出現一條8線，且有13線形成，提示患有糖尿病。

三條8線

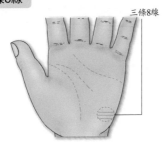

三條8線

出現三條8線，提示容易患糖尿病。

彎曲的8線

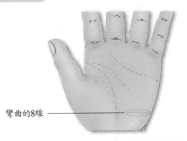

彎曲的8線

出現彎曲的8線，提示生活不規律，需要調整作息。

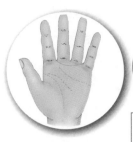

09 過敏線
提示肝臟免疫功能的9線

綜述
該手線的整體提示意義

　　有9線的人多為過敏體質，肝臟不好，它代表著人體對有害物質的代謝、排除能力下降。近幾年，有這條線的人逐漸增多，説明由於藥品或空氣污染嚴重，過敏體質的人增多了。

　　關於9線，中國命相學中認為：此線出現在離位，離為火，其人性格焦慮急躁，反應聰明敏鋭，喜愛運動。經絡之氣的運行屬於上實下虛，上熱下涼。這種説法比較符合對不孕不育病因的研究，在不孕症的夫妻雙方手上均有這條線時，要檢查精液或卵子是否有抗體產生而引起不孕症。

變化與診斷
該手線的主要變化與病理診斷

墨印手紋病理變化

出現多條9線

多條9線

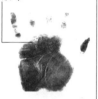

變化	有多條深而長的9線出現。
診斷	提示肝臟免疫功能低下，易導致反覆過敏。

變化特徵	病理診斷
9線間斷而分成多層	提示易患有神經衰弱
9線中央有一個小的「島」形紋	代表患有甲狀腺亢進或腫瘤
女性出現寸斷的9線	提示泌尿生殖系統功能較弱，可致不孕
9線向下弩張交於1線	提示易患肺結核
有多條深而長的9線出現	提示肝臟免疫功能低下，易導致反覆過敏。手上有9線的人，應找到導致身體過敏的物質，然後遠離它
坤位小指下有9線與1線直線相交，而且坎位3線有「△」形紋	提示可能有心腎不交（心腎失調，臨床表現為失眠、多夢、心煩等症狀）的病症
肝病患者，手上出現9線	應考慮有病變的可能
不孕的女性掌部出現9線	應考慮可能因夫妻精液和卵子間有抗體而引起不孕
有9線出現	肝臟對酒精的解毒能力差

標準手線
該手線健康形態圖解展示

9線起始於食指與中指指縫間，以弧形延伸到無名指與小指指縫間。有這條線的人多為過敏體質，肝臟不好，對有害物質的代謝、排除能力下降。

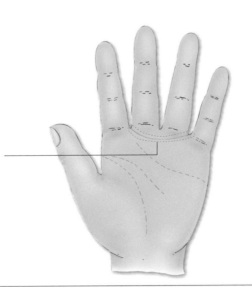

不健康的變化
該手線形態變化圖解展示與病理診斷

9線中央的「島」形紋

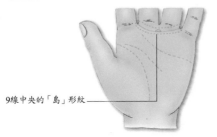

9線中央的「島」形紋

9線中央有一個小的「島」形紋，代表患有甲狀線腺亢進或腫瘤。

9線與1線相交

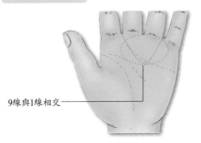

9線與1線相交

9線向下弩張交於1線，提示易患肺結核。

寸斷的9線

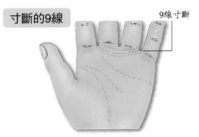

9線寸斷

女性出現寸斷的9線，提示泌尿生殖系統功能較弱，可能會不孕。

9線間斷且分層

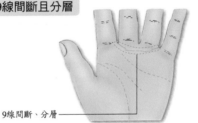

9線間斷、分層

9線間斷且分成多層，提示易患神經衰弱。

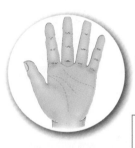

10 | 土星線
提示精神壓力狀況的10線

墨印手紋病理變化

深刻明顯的10線

明顯的10線

變化	出現深刻而明顯的10線。
診斷	提示常年有精神壓力導致的心理緊張，有精神抑鬱的現象。

綜述
該手線的整體提示意義

　　從中國傳統的八卦學說來看，10線位於離位，「離為火」，含有向上、成功、位高的意思。有10線的人確實都具備一定的實力和才能，而且有凝聚力和號召力，但是如果這些人懷才不遇，那麼就很可能會出現心理疾病。最常見的心理疾病包括：嫉妒、固執、自閉、孤獨、乃至精神分裂。由於心理的原因，這種人可能會出現消化功能紊亂的症狀。所以，由於這種原因所引起的消化系統疾病患者，不能一味地選用助消化的藥，而要從疏肝理氣入手加以調理。

變化與診斷
該手線的主要變化與病理診斷

變化特徵	病理診斷
手掌上出現深刻而且明顯的10線	提示常年有精神壓力導致心理緊張，有精神抑鬱的現象
10線伴有無名指下1線上的「島」形紋	視力差，而且是由於遺傳的原因
手掌上有明顯的10線和大量的6線	精神壓力所致的精神緊張型失眠
手掌上有10線出現，並且1線與2線之間有「丰」字紋	精神嚴重抑鬱，甚至有自殺傾向
10線有「米」字紋，且3線上有「島」形紋	患有眼疾，而且非常嚴重
男性手掌上10線與9線同時存在	提示易患早洩
小孩子手掌上有10線	有近視或家族有近視史
手掌上出現10線	提示肝氣鬱結，情結、情志不舒，若為女性容易導致月經失調，治療時應以疏肝理氣為主

標準手線
該手線健康形態圖解展示

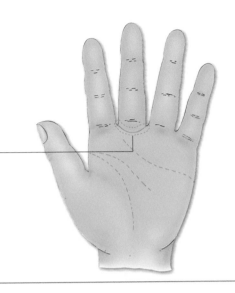

10線在中指掌指褶紋下，為一弧形半月圓。這條線多提示其人性格孤僻，常有肝氣不疏的症狀。

不健康的變化
該手線形態變化圖解展示與病理診斷

10線伴有大量6線

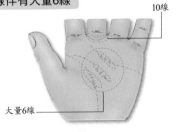

10線

大量6線

手掌上有明顯的10線和大量的6線，這種掌紋特徵多見於過大的精神壓力所致的精神緊張型失眠患者。

10線上的「米」字紋

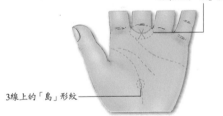

10線上的「米」字紋

3線上的「島」形紋

10線上有「米」字紋，且3線上有「島」形紋，提示患有眼疾，而且非常嚴重。

10線伴有1線上「島」形紋

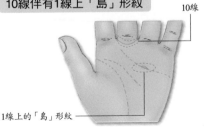

10線

1線上的「島」形紋

10線伴有無名指下1線上的「島」形紋，提示視力差，而且是由於遺傳的原因。

10線伴有「丰」字紋

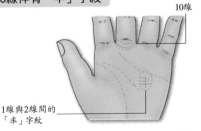

10線

1線與2線間的「丰」字紋

手掌上有10線出現，並且1線與2線之間有「丰」字紋，提示精神嚴重抑鬱，甚至有自殺傾向。

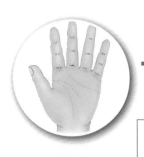

11 性線

提示泌尿生殖系統功能的11線

概念

性線又稱 11 線，位於小指掌指褶紋與 1 線中間 (出現斷掌時，11 線就在小指掌指褶紋與 14 線中間)，其長度大約到小指中線的 1/2 處。註釋：斷掌，又叫通貫掌紋，是一種很特殊的掌紋。智慧線和感情線合二為一，橫貫全掌，為真通貫掌。其他各種通貫掌都是假通貫掌。

墨印手紋病理變化

11線向1線彎曲

11線向1線彎曲

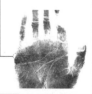

變化	11線低垂，向1線方向彎曲。
診斷	提示腎虛，易疲勞，會出現耳鳴、頭暈、記憶力減退、腰腿痠軟等症狀。

綜述

該手線的整體提示意義

　　11線以深且平直、清晰不斷、顏色淺紅為佳，這表明泌尿生殖系統功能良好。在我國，健康的人大多擁有2～3條11線。如果此線短，且有1條或無者，女性多為不孕症、月經失調、子宮發育不良等；男性多為少精症、無精症、陽痿症等，甚至會因此引發心理障礙。

解決

該手線的主要變化與病理診斷

變化特徵	病理診斷
11線尾端呈「島」形紋	若為女性多易患尿路感染，男性易患攝護腺肥大
11線尾端有多條分支	提示易患尿路感染
11線過長，一直延伸向無名指，線上出現「米」字紋或有 6 線出現	表示患有腎炎或攝護腺炎症
若11線下垂與1線相連，且3線起點有「島」形紋	提示患有腎陽虛
11線低垂，向1線方向彎曲	提示腎虛，易疲勞，會出現耳鳴、頭暈、記憶力減退和腰腿痠軟等症狀
雙手無11線的人	表明生殖功能低下
11線短淺細弱色淡，或隱而不顯，線上呈「島」形樣紋或大量6線切過，坤位位置低陷，筋浮骨露，膚色枯白無光	提示生殖功能低下，易宮寒不孕
11線粗大深刻	有性早熟傾向
女性11線淺淡或短少，向1線低垂彎曲，坤位平坦甚至凹陷，蒼白無光，有許多雜亂的紋理，且掌根部平坦蒼白，腕橫紋淺淡不明、斷續或呈鎖鏈狀	患有性功能障礙

標準手線
該手線健康形態圖解展示

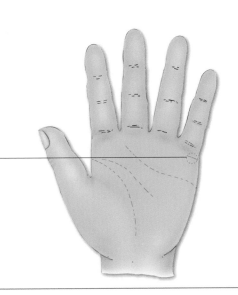

11線位於小指掌指褶紋與1線中間，其長度大約到小指中線的1/2處。此線主要反映泌尿生殖系統功能的強弱。

不健康的變化
該手線形態變化圖解展示與病理診斷

11線尾端分支

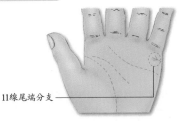

11線尾端分支

11線尾端有多條分支，提示易患尿路感染。

11線與1線相連

11線與1線相連

3線始端的「島」形紋

若11線下垂與1線相連，且3線起點呈「島」形紋，提示患有腎陽虛。

11線尾端呈「島」形紋

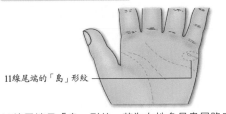

11線尾端的「島」形紋

11線尾端呈「島」形紋，若為女性多易患尿路感染，男性易患攝護腺肥大。

11線過長

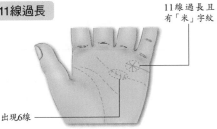

11線過長且有「米」字紋

出現6線

11線過長，一直延伸向無名指，表示患有腎炎或攝護腺炎。若線上出現「米」字紋或有6線出現，則病理意義更大。

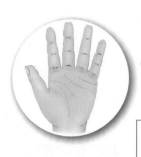

12 | 酒線
提示肝臟健康狀況的12線

概念

酒線又稱肝病線、12線，起於小指掌指褶紋與1線中間（出現斷掌時，12線就在小指掌指褶紋與14線中間），向無名指下延伸的一條橫線。

墨印手紋病理變化

12線與1線相交

12線與1線在中指下相交

| 變化 | 12線在中指下方，與1線相交。 |
| 診斷 | 提示容易患有痛風或關節炎。 |

綜述
該手線的整體提示意義

12線主要反映肝臟的健康狀況，一般有12線的人，性格多固執，容易以自我為中心。日本有專家認為，此線與痛風有關。有此線的人多嗜酒，或不能飲酒，一飲即醉，而且這些人的肝臟對酒精的解毒能力較差，常易患酒精中毒型肝硬化。接觸過某些毒品，或曾經得過肝炎的人，也可能留下這條線，所以可以認為：12線的出現，表示某些中毒加重了肝臟負擔，造成不同程度的肝損害。

由於11線與12線都位於小指掌指褶紋下和1線之上，因此很容易把這兩條線混淆在一起，不能準確區分。這兩條線雖然起點相同，但長度不同，11線長度不會超過無名指的中線；而12線的長度卻超過了無名指中線。根據這一點，就可以把兩條線區分開了。

變化與診斷
該手線的主要變化與病理診斷

變化特徵	病理診斷
12線淺、斷、隱約	提示肝臟解毒能力下降
12線深長	提示肝臟免疫功能下降
12線上有障礙線切過	提示曾患過肝炎病
12線上呈「島」形紋	提示由於過量飲酒，引起了肝損傷，或說明肝臟正發生慢性病變
12線在中指下方，與1線相交	提示容易患有痛風或關節炎
12線異常，且1線過長或流入食指與中指縫之間，胃區紋理紊亂	提示有肝鬱血虛的症狀

標準手線
該手線健康形態圖解展示

12線起於小指掌指褶紋與1線中間，向無名指下橫向延伸。此線主要反映肝臟的健康狀況。

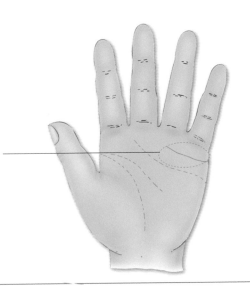

不健康的變化
該手線形態變化圖解展示與病理診斷

12線深長

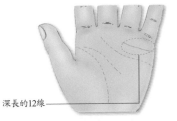

深長的12線

12線深長，提示肝臟免疫功能下降。

12線上呈「島」形紋

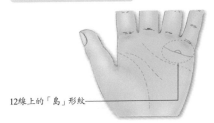

12線上的「島」形紋

12線上呈「島」形紋，提示由於過量飲酒，引起了肝損傷，或説明肝臟正發生慢性病變。

12線淺、斷、隱約

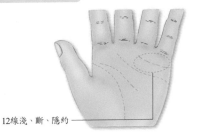

12線淺、斷、隱約

12線淺、斷、隱約，提示肝臟解毒能力下降。

障礙線切過12線

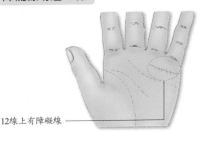

12線上有障礙線

12線上有障礙線切過，提示曾患過肝炎病。

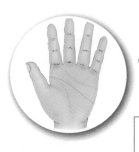

13 雪梨線
提示特殊疾病的13線

墨印手紋病理變化

13線上的「島」形紋

13線的「島」形紋

變化	13線呈拋物線狀延伸至掌邊緣，且線上呈「島」形紋。
診斷	提示患有腫瘤的可能性很大。

綜述
該手線的整體提示意義

13線的出現主要提示家族有腫瘤史。13線對於判斷腫瘤是否為良性具有重要意義。同時，觀察正在發展的13線，對於判斷腫瘤的性質、手術情況和預後的身體情況有重要的幫助。

由於13線主要提示家族的腫瘤史，所以可以透過它來觀測癌症。目前認為，癌症不是直接遺傳性疾病，但是確有少數癌症的發病有家族遺傳的傾向，家族中有人患癌，其子女患癌的概率比一般人大得多。我們把這類癌症叫做遺傳型家族性癌，包括食管癌、大腸癌、乳腺癌、胃癌、子宮內膜癌等。還有一些病症雖然不屬於癌症，但是可能會發生癌變，而且具有遺傳性，臨床上叫遺傳腫瘤綜合徵。如家族性結腸息肉症，此病可以癌變為結腸癌，這種患者必須提高警惕，密切觀察。

變化與診斷
該手線的主要變化與病理診斷

變化特徵	病理診斷
左手出現13線	屬於腫瘤的高危人群
13線呈拋物線狀延伸至掌邊緣，線上呈「島」形紋	很可能患腫瘤
13線的起點與3線的起點距離較開	提示患有腫瘤的可能性更大
13線較模糊	提示易患血液方面疾病，如血小板減少、造血功能不好，血黏度變高、血脂高，應預防病情惡變
雙手出現13線	提示腫瘤遺傳的機率降低

標準手線
該手線健康形態圖解展示

13線是2線的變異，起於手掌橈側，一直延伸到手掌尺側。此線主要提示家族有腫瘤史。

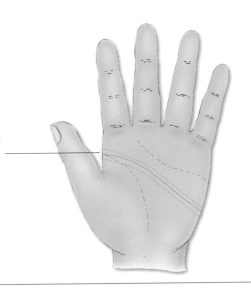

不健康的變化
該手線形態變化圖解展示與病理診斷

左手出現13線

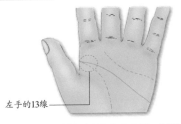

左手的13線

左手出現13線的人，屬於腫瘤的高危人群。若雙手同時出現13線，則腫瘤遺傳的機率會降低。

13線模糊

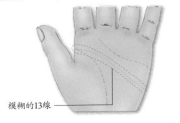

模糊的13線

13線較模糊，提示易患血液方面的疾病，還應預防病情惡化。

13線起點與3線起點分開

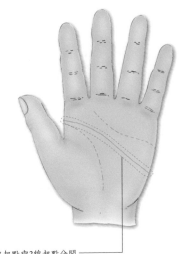

13線起點與3線起點分開

13線的起點與3線的起點距離較開，提示患有腫瘤的可能性很大。

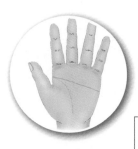

14 | 通貫線
提示遺傳性疾病的14線

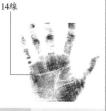

概念

通貫線又稱14線，是指與2線起點相同的一條深粗的橫線，直達手掌尺側（多數人起點與3線相交，少數人起點與3線分離），1線消失，3線存在。

墨印手紋病理變化

手掌上的14線

14線

變化	手掌上出現14線。
診斷	表示人體的遺傳性極強，易患遺傳性疾病。

綜述
該手線的整體提示意義

　　14線提示人體特徵的遺傳傾向極強，其人的體質、智力、壽命、疾病的發展狀況，均與父母情況相似。14線亦被稱為「猿猴紋」，是因為在猿猴的手上，發現了相似的掌紋，但這只能說明猿猴和人類有近親關係，並不能說明人的智商高低。對於有通貫掌的人是聰明還是愚笨，一直存在著很大的爭論。一種觀點認為，有通貫掌的人智力低下，他們的依據是土著人的手上多出現這種掌紋；另一種觀點認為，有通貫掌的人比較聰明，因為經過調查發現，有些總統和高級管理人員的手上常出現這種掌紋。實際上，通貫掌的出現並不能判斷人的智力高低。土著人的智力低和他們的科學發展水準有關，如果把現代人和土著人置於同一發展水準的社會中，現代人的能力不一定會高於土著人。所以不能簡單地通利用貫掌來判斷人是否聰明。

　　在西方掌紋學中，對於通貫掌通常有兩種觀點：一種認為它在智力低下的家族中出現，另一種觀點認為在近親結婚的後代中出現通貫掌的人居多。但經過研究調查發現，通貫掌一般並不代表什麼特殊疾病，只是提示家族的遺傳基因性很強，如果家族有某種慢性疾病或遺傳病，再加上有通貫掌，後代人就很可能會患這種病。如果是健康長壽的家族，那麼後代也會健康長壽，但不能因此就忽視健康問題。在同一個家族中，兩個都有通貫掌的人，在某一方面會極其相似，無論他們是否認識、是否隔代，只要他們存在血緣關係，就會在形體、心理、嗜好或是疾病中有一方面是相似的。

變化與診斷
該手線的主要變化與病理診斷

變化特徵	病理診斷
手掌上僅有14線和3線	易患腰痛、胃炎、頭痛等疾病
有14線或14線呈鏈狀的人	提示容易患頭痛
手掌上出現14線	極易患遺傳性疾病

標準手線
該手線健康形態圖解展示

14線是指與2線起點相同的一條深粗的橫線，直達手掌尺側，1線消失，3線存在。此線主要提示人體特徵的遺傳性極強。

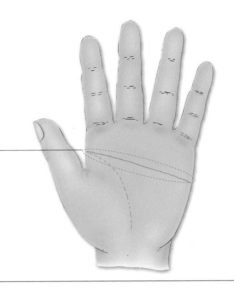

不健康的變化
該手線形態變化圖解展示與病理診斷

14線呈鏈狀

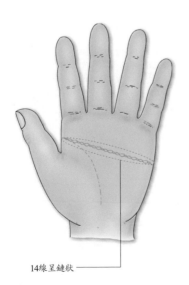

14線呈鏈狀

有14線或14線呈鏈狀的人，提示容易患頭痛。

僅有14線和3線

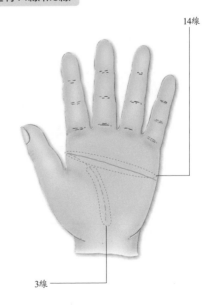

14線

3線

手掌上僅有14線和3線，提示易患的疾病有腰痛、胃炎、頭痛等。

脾區

脾區位置及形狀

　　脾一區位於無名指1線下，以1線為中軸，向下畫半圓弧，圓弧內所包圍的面積就是脾一區。脾二區位於3線上，胰腺區的下方，約為小指指甲蓋大小的面積，就是脾二區的位置。

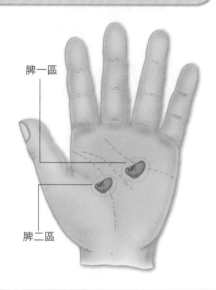

脾一區

脾二區

脾區病理變化

　　脾區常出現的病理變化為黃暗色斑點和青暗斑點，此特徵提示可能患有脾臟腫大的病症。

　　人們對心臟、肝臟可能較熟悉，而對脾臟可能較陌生。脾臟是人體一個重要的器官，而且是一個重要的儲血器官，同時也是重要的免疫器官，在全身防衛系統中的作用十分重要。脾臟本身的疾病較少見，比如脾腫瘤，但是人體其他系統的疾病可以導致脾臟改變，出現脾臟腫大的現象。譬如常見的有肝硬化、肝癌、特發性門脈高血壓等，還有一些血液病如血小板低下紫斑症、何杰金氏病、白血病等也會出現脾臟腫大，但最多見的疾病還是肝硬化、肝癌。如果在手掌脾區出現黃暗色斑點和青暗斑點，都要注意，最好去醫院檢查，以便及早發現並治療。

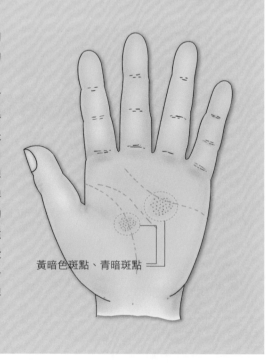

黃暗色斑點、青暗斑點

Chapter 3
手掌病理紋疾病信號速查

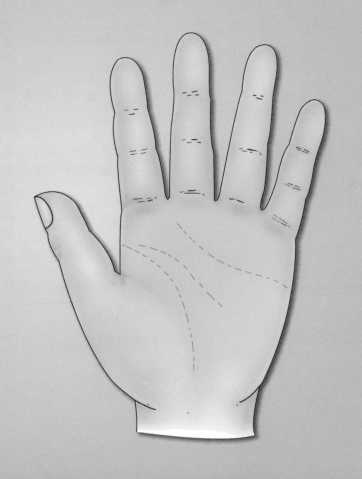

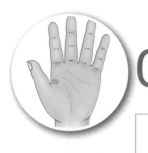

01 「十」字紋

提示疾病早期的病理紋信號

概念

「十」字紋是由兩條短線相交成「十」字形，或一長一短的線相交成不規則的叉形（「×」樣或「十」樣）。

綜述

該病理紋的整體提示意義

「十」字紋的出現，表示某臟器功能失調，某部位發生炎症。相較於「米」字紋，「十」字紋預示的病情較輕，病程較短，而且處於疾病早期，也可能是提示病情在好轉，疾病即將痊癒。「十」字紋出現在手掌的不同區域，有著不同的病理意義。

部位與診斷

該病理紋出現的部位與病理診斷

不同區域中的「十」字紋	病理診斷
鼻咽區出現凌亂的「十」字紋	提示可能患有鼻咽炎
巽位出現「十」字紋	提示患有膽囊炎。此時就要注意保健，不然紋線會慢慢發展成「井」字紋，就會形成慢性膽囊炎
震位出現「十」字紋，並伴有青暗色	提示患有急性胃炎或淺表性胃炎。急性胃炎發作時，要注意休息，不可進食，只可少量飲水
「十」字紋出現在2線勞宮穴處	提示心臟有問題，易出現心律不整，出現正「十」字紋的病理意義比斜「十」字紋的病理意義要大
在1線上出現凌亂的「十」字紋	提示患有慢性支氣管炎，此病多在寒冷季節發病或加重，要加強預防
「十」字紋出現在3線始端	表示幼年時期曾患有咽喉病
「十」字紋出現在3線末端	提示有體力減退的症狀
「十」字紋出現在乾位	表明易患攝護腺炎
「十」字紋呈深紅色	表示疾病即將發生，需要小心預防
2線上出現「十」字紋	要防止有突發性疾病發生
咽區出現「十」字紋	提示可能患有咽炎

不同形狀的「十」字紋

× ×
× ┼
┼┼ ┼
┼┼ ┼ ┤┣

看紋識病
該病理紋出現的不同部位及其提示的疾病

震位出現「十」字紋

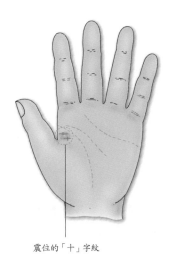

震位的「十」字紋

震位出現「十」字紋，並伴有青暗色，提示患有急性胃炎或淺表性胃炎。

鼻咽區出現「十」字紋

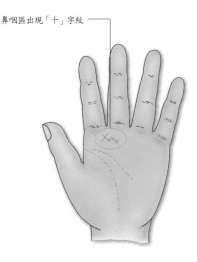

鼻咽區出現「十」字紋

鼻咽區出現凌亂的「十」字紋，提示可能患有鼻咽炎。

巽位出現「十」字紋

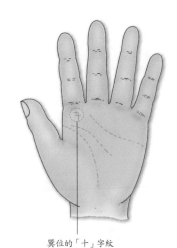

巽位的「十」字紋

巽位出現「十」字紋，提示患有膽囊炎。

2線旁出現「十」字紋

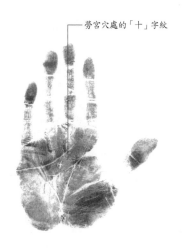

勞宮穴處的「十」字紋

「十」字紋出現在2線勞宮穴處，提示心臟有問題，易出現心律不整的症狀。

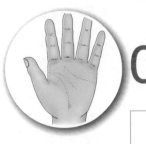

02 「△」形紋
提示疾病中期的病理紋信號

綜述
該病理紋的整體提示意義

「△」形紋的區位性強、揭示的病性重，説明功能障礙已經發生，疾病正處於中期，多發生在肝區、心區、胃區。如果在手掌上見到獨立的「△」形紋，那就意味著身體的某臟腑已經發生功能性障礙。獨立的「△」形紋比在各主要掌褶紋中形成的「△」形紋的病理意義大。

部位與診斷
該病理紋出現的部位與病理診斷

不同區域中的「△」形紋	病理診斷
2線尾部出現大的「△」形紋	提示容易頭痛
3線尾端出現「△」形紋	提示患有心肌缺血，要預防隱性冠心病的發生。如果左右手都有這種紋，説明患病的時間較長；如果僅右手有，説明多在中年後才出現心肌缺血的症狀
1線末端出現「△」形紋	提示有心腦血管疾病的隱患，且病情正在發展，是晚年易患心腦血管疾病的信號
明堂處出現「△」形紋	説明冠心病已經發生，而且正在向嚴重的方向發展
「△」形紋出現在2線尾端	是患冠心病的早期信號。這個信號應引起重視，出現這個紋，如果不加以預防和調理，慢慢會形成「米」字紋，這就意味著冠心病的最終形成
坎位上的小「△」形紋	提示幼年缺鈣或老年體虛多病，同時反映生殖系統功能受損
手掌上頭部的反射區出現「△」形紋	提示患有偏頭痛，後腦勺發麻，手腳發麻
手掌上心臟的反射區出現「△」形紋	表示心臟病較重，心室腫大，會因供血不足而產生頭暈頭痛
手掌上胃的反射區出現大的「△」形紋	提示患有胃部疾病，要結合大魚際和金星丘及3線來診斷具體病情
手掌上腎的反射區出現「△」形紋和「十」字紋，並且此區塌陷，加上月經不正常，經血發暗發黑	提示患有子宮肌瘤或卵巢囊腫

概念
由三條短線構成形似三角形的紋被稱作「△」形紋。「△」形紋表明所患病情比「井」字紋輕，比「十」字紋重，有向「米」字紋發展的趨勢。

不同形狀的「△」形紋

看紋識病

該病理紋出現的不同部位及其提示的疾病

明堂處出現「△」形紋

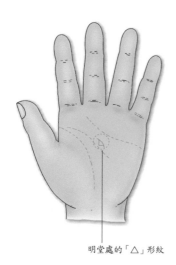

明堂處的「△」形紋

明堂處出現「△」形紋，説明冠心病已經發生，而且病情趨於嚴重。

1線末端出現「△」形紋

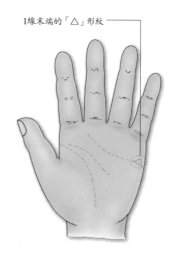

1線末端的「△」形紋

1線末端出現「△」形紋，提示有心腦血管疾病的隱患，且病情正在發展，是晚年易患心腦血管疾病的信號。

3線尾端出現「△」形紋

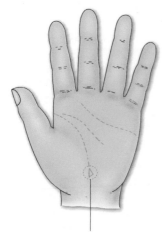

3線尾端出現「△」形紋

3線尾端出現「△」形紋，提示患有心肌缺血，要預防隱性冠心病的發生。

2線尾部的大「△」形紋

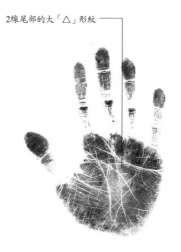

2線尾部的大「△」形紋

2線尾部出現大的「△」形紋，提示容易頭痛。

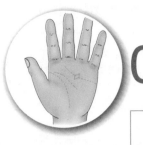

03 「口」形紋
提示病情穩定的病理紋信號

不同形狀的「口」形紋

綜述
該病理紋的整體提示意義

「口」形紋有保護和加速各區丘所提示的疾病向健康良好的方面發展的功能。有的「口」形紋並不規則，看上去像是四邊形或者梯形，這樣的「口」形紋預示著陳舊病變或舊病復發，常常出現在肺區、心區。病情一旦復發，會更加嚴重。

部位與診斷
該病理紋出現的部位與病理診斷

不同區域的「口」形紋	病理診斷
「口」形紋出現在無名指下的1線上	提示可能患有肺結核。若「口」形紋出現在1線中端，表示鈣化點在肺門部；出現在1線靠近中指下，表示鈣化點在肺尖部；出現在近小指下，則表示鈣化點在肺下部
「口」形紋出現在3線腎區	提示曾做過腎結石手術。腎結石手術後，腎區的「口」形紋應該慢慢消退，最終消失，這說明腎結石復發的可能性很小；如果「口」形紋沒有消退，反而繼續加深，提示腎結石很容易復發，要及早預防
「口」形紋出現在中指下2線上	提示頭部曾有較嚴重的創傷，或腦部受到過震盪。情況嚴重的會導致癲癇、神智異常、偏癱等，輕者會出現記憶力減退、頭痛、頭暈等症狀
「口」形紋出現在2線尾端	提示曾做過腹部手術。如果手術後此紋一直不消失，反而變深、變清晰，則提示手術部位有黏連，一定要盡快採用藥物外敷化解黏連
「口」形紋出現在1線末端中指下	提示有家族性食管癌病史，是患食道癌的信號
「口」形紋出現在3線上端	提示胸部曾有過擠壓傷或曾患過胸膜結核
「口」形紋出現在3線尾端	提示曾做過子宮肌瘤手術、卵巢囊腫手術、子宮內膜異位手術、子宮外孕手術或其他癌腫手術
「口」形紋出現在異位	提示曾做過膽囊手術

看紋識病

該病理紋出現的不同部位及其提示的疾病

1線上出現「口」形紋

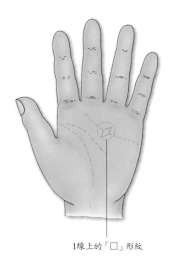

1線上的「口」形紋

「口」形紋出現在無名指下的1線上，提示可能患有肺結核。

中指下2線出現「口」形紋

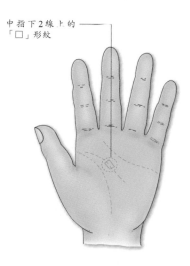

中指下2線上的「口」形紋

「口」形紋出現在中指下2線上，提示頭部曾有較嚴重的創傷，或腦部受到過震盪。

3線腎區出現「口」形紋

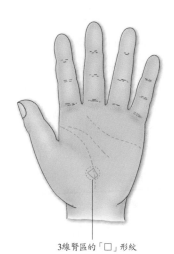

3線腎區的「口」形紋

「口」形紋出現在3線腎區，提示曾做過腎結石手術。

1線末端出現「口」形紋

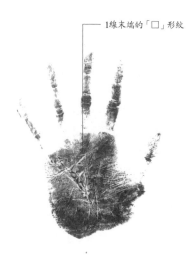

1線末端的「口」形紋

1線末端中指下出現「口」形紋，提示有家族性食管癌病史，易患食管癌。

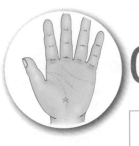

04 「☆」形紋
提示突發疾病的病理紋信號

不同形狀的「☆」形紋

綜述
該病理紋的整體提示意義

「☆」形紋主要提示腦血管的突發病或癲狂發病傾向。特別注意的是，如果出現「☆☆☆」或者「米米米」時會有中風、猝死的可能。

部位與診斷
該病理紋出現的部位與病理診斷

不同區域中的「☆」形紋	病理診斷
「☆」形紋出現在3線或2線上	提示易患突發性疾病，如癲狂、腦傷或缺血性腦血管意外病變
「☆」形紋出現在離位	提示心臟本身發生了器質性的病變
「☆」形紋出現在2線尾端	提示要預防腦血管意外引起的中風。中風的診斷不僅要觀察掌紋的變化特點，還要觀察掌色。患者的手掌多呈點狀紅色或紫紅色，大小魚際會出現暗紅色斑點；拇指根部紋線增多，色澤青暗；手部肌肉鬆軟，按壓凹陷無彈性，這些都是中風的表徵
在離位、2線尾端和3線尾端出現「☆☆☆」(或是「米米米」)，即三星呼應的現象	提示有中風、猝死的可能。三星呼應是反映心腦血管疾病最重要的病理紋，如果老年人的手上發現這樣的病理紋，要高度警惕，及時檢查，防止疾病的突然發生
手掌所對應的頭區出現「☆」形紋	表明腦部有炎症或腦萎縮
2線與3線相交的地方出現「☆」形紋	提示已患有心臟病，如果出現顏色的變化，或者有很多的病理符號套在一起，表明病情危險

看紋識病
該病理紋出現的不同部位及其提示的疾病

3線上出現「☆」形紋

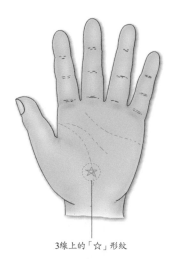

3線上的「☆」形紋

「☆」形紋出現在3線上，提示易患突發性疾病。

離位出現「☆」形紋

離位的「☆」形紋

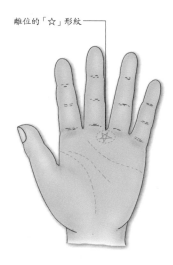

「☆」形紋出現在離位，提示心臟本身發生了器質性的病變。

2線尾端出現「☆」形紋

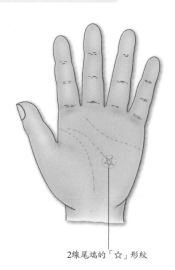

2線尾端的「☆」形紋

「☆」形紋出現在2線尾端，提示要預防腦血管意外引起的中風。

三星呼應

離位的「☆」形紋

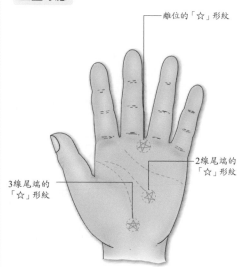

2線尾端的「☆」形紋

3線尾端的「☆」形紋

在離位、2線尾端和3線尾端出現「☆☆☆」，即三星呼應的現象，提示有中風、猝死的可能。

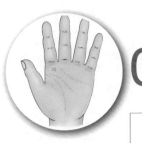

05 「井」字紋
提示慢性炎症的病理紋信號

概念

由四條短紋（或多條）構成的像「井」字的紋線，被稱作「井」字紋。

不同形狀的「井」字紋

綜述
該病理紋的整體提示意義

　　「井」字紋是「△」形紋的發展後續，預示著病情已經進一步發展，並且會不斷發展，我們必須重視它。「井」字紋的出現，一般提示患有慢性炎症，它表明炎症時間較長，變化很緩慢，但還沒發生實質性的變化。「井」字紋常在胃區、肺區出現，提示臟腑的陳舊性病變，功能障礙已經形成，但是對生命無大的威脅。

部位與診斷
該病理紋出現的部位與病理診斷

不同區域中的「井」字紋	病理診斷
「井」字紋出現在巽位	提示患有膽囊炎，但無結石類症狀出現
「井」字紋出現在震位	提示患有慢性胃炎
坤位出現「井」字紋	若為女性，提示患有泌尿系感染；若為男性，則提示患有急性攝護腺炎
無名指下7線處出現「井」字紋，且1線延伸到巽位	提示血壓偏低
「井」字紋出現在手掌上的腸區	提示患有慢性腸炎
明堂心區的位置出現「井」字紋	提示患有心肌缺血或冠心病
在食指根部、生命線起端以上的區域出現「井」字紋	表示身體長期處於疲勞的狀態，提示應該適當休息
支氣管區出現「井」字紋或白色凸起，或偏紅的斑片（塊）	提示患有支氣管炎
若在無名指或小指下（掌指關節處）出現「井」字紋，同時出現紅色斑點	提示可能患有肺炎或肺結核
在土星丘內出現「井」字紋	提示患有陣發性頭痛，並帶有時間性
10線上出現「井」字紋	提示眼睛處於疲勞狀態

看紋識病
該病理紋出現的不同部位及其提示的疾病

巽位出現「井」字紋

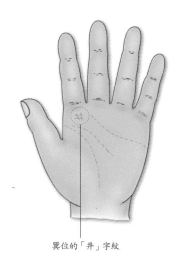

巽位的「井」字紋

巽位出現「井」字紋，提示患有膽囊炎，但無結石類症狀出現。

震位出現「井」字紋

震位的「井」字紋

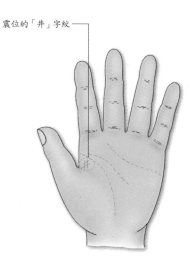

「井」字紋出現在震位，提示患有慢性胃炎。

坤位出現「井」字紋

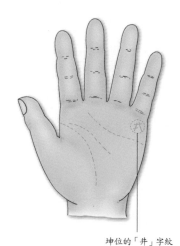

坤位的「井」字紋

坤位出現「井」字紋，若為女性，提示患有泌尿系感染；若為男性，則提示患有急性攝護腺炎。

7線上出現「井」字紋

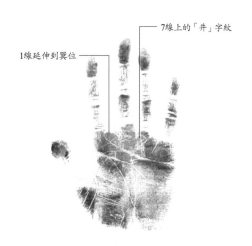

1線延伸到巽位

7線上的「井」字紋

無名指下7線處出現「井」字紋，且1線延伸到巽位，提示血壓偏低。

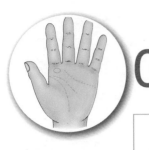

06 | 「○」形紋
提示外傷痕跡的病理紋信號

概念

「○」形紋的形狀就像圓環，而且環心大多有雜紋，需要從整體觀察才能發現。

不同形狀的「○」形紋

綜述
該病理紋的整體提示意義

「○」形紋在手掌上是很少見的，若出現這種紋，提示曾受到過軟物撞擊，而且撞得較嚴重，有反彈的可能性。如果是硬物撞擊，在手掌上就會留下「口」形樣紋。而且，這種「○」形紋也暗示著疾病會向癌變方向轉化，多發於肝、膽、胃區。

部位與診斷
該病理紋出現的部位與病理診斷

不同區域中「○」形紋	病理診斷
巽位出現不規則「○」形紋	提示患有脂肪肝
1線中部被「○」形紋蓋住	提示可能患有肺病
手掌上出現「○」形紋，且2線平直斷裂	提示可能患有腫瘤
2線上出現環形紋	提示頭部曾受過傷，與軟物較重的撞擊有關
手掌上出現「○」形紋	提示可能會有舊病復發或反覆性疾病發生
手掌上若出現包繞著某一部位的，由紋路形成的頭尾不相交的半邊環形	提示其所出現區域的對應臟腑有炎性增生
胃2區若有環形紋被方格紋框起來，且胃1區脂肪粒呈現分佈不均勻的狀態，胃2區有條狀凸起的光滑疤痕	提示剛做過胃切除手術

看紋識病
該病理紋出現的不同部位及其提示的疾病

巽位出現「○」形紋

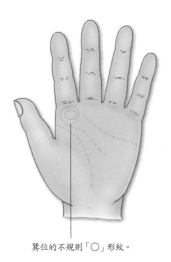

巽位的不規則「○」形紋。

巽位出現不規則「○」形紋，提示患有脂肪肝。

1線中部出現「○」形紋

「○」形紋覆蓋1線中部

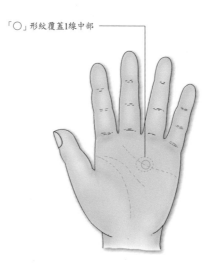

1線中部被「○」形紋蓋住，提示可能患有肺病。

「○」形紋伴有2線斷裂

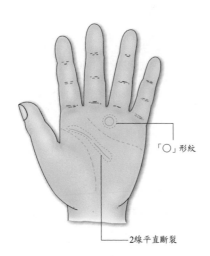

「○」形紋

2線平直斷裂

手掌上出現「○」形紋，且2線平直斷裂，提示可能患有腫瘤。

2線上出現「○」形紋

2線上的「○」形紋

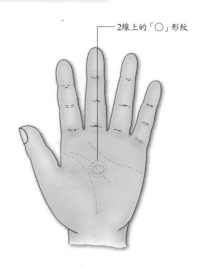

2線上出現環形紋，提示頭部曾受過傷，與軟物較重的撞擊有關。

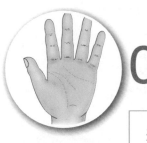

07 「島」形紋
提示腫瘤囊腫的病理紋信號

概念

「島」形紋的紋形像一個小島,其範圍有大有小,或獨立,或連續,或相套,又叫眼形紋。該紋出現在主線上多為凶兆。

不同形狀的「島」形紋

綜述
該病理紋的整體提示意義

「島」形紋出現在主線上多為惡疾的信號,提示相關臟器功能障礙,可能有炎症腫塊或腫瘤向惡性轉化。而且「島」形紋越小越有病理意義,過大的「島」形紋只預示其所在區域代表的臟器較虛弱。

部位與診斷
該病理紋出現的部位與病理診斷

不同區域中的「島」形紋	病理診斷
1線始端有「島」形紋	提示患有耳鳴或中耳炎,聽力下降
2線始端出現小的「島」形紋	提示有眩暈的症狀
坎位上出現小「島」形紋	提示患有生殖系統腫瘤。女性可能患有子宮肌瘤、輸卵管炎症、卵巢囊腫,男性可能患有攝護腺肥大、增生、腫瘤
1線在無名指下有小「島」形紋	提示眼睛有屈光不正的症狀
2線尾端有較大的「島」形紋	提示易患脫髮
僅4線上出現「島」形紋	提示患有肝囊腫(過度疲勞所致),如果同時再伴有13線、12線、9線和過長的6線,肝區紋線紊亂或胃區僵硬伴「米」字紋時,所代表的疾病就有肝癌、胃癌、肝損害、萎縮性胃炎等
5線始端出現小「島」形紋	提示患有痔瘡
無名指下,1線與2線之間,即乳腺區出現葉狀「島」形紋	提示可能患有乳腺增生
3線尾端子宮區,在線外有小的「島」形紋	提示患有卵巢囊腫
3線尾端生殖區出現「島」形紋	提示患有子宮肌瘤
3線尾端攝護腺區有「島」形紋	提示患有攝護腺增生症

看紋識病
該病理紋出現的不同部位及其提示的疾病

坎位出現「島」形紋

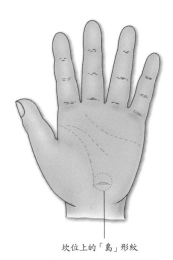

坎位上的「島」形紋

坎位上出現「島」形紋，提示患有生殖系統腫瘤。

1線上出現「島」形紋

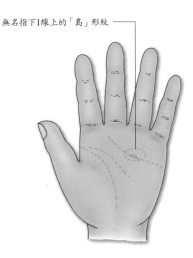

無名指下1線上的「島」形紋

無名指下的1線上有「島」形紋，提示眼睛有屈光不正的症狀。

2線始端出現「島」形紋

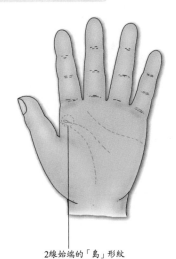

2線始端的「島」形紋

2線始端出現小的「島」形紋，提示有眩暈的症狀。

1線始端出現「島」形紋

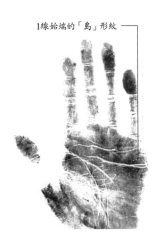

1線始端的「島」形紋

1線始端有「島」形紋，提示患有耳鳴或中耳炎，聽力下降。

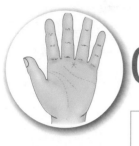

08 「米」字紋
提示臟腑淤滯的病理紋信號

不同形狀的「米」字紋

綜述
該病理紋的整體提示意義

　　「米」字紋主要表明某臟器存在氣滯血淤的現象。比如説，在膽區表現為膽結石，在心區表現為心絞痛。它預示著突發性疾病、特殊炎症（胃炎、腦膜炎、腎炎）的發生，這類疾病有可能威脅生命。出現在不同位置的「米」字紋有著不同的病理意義，但相同之處在於提示我們要及時就醫。

部位與診斷
該病理紋出現的部位與病理診斷

不同區域中的「米」字紋	病理診斷
「米」字紋出現在巽位	提示患有膽結石
「米」字紋出現在離位	提示存在心肌缺血的症狀
「米」字紋出現在震位	提示患有胃潰瘍
「米」字紋出現在2線尾端	提示易患血管性頭痛
「米」字紋出現在3線內側	提示易患心絞痛
「米」字紋出現在拇指根部	提示可能患有頸椎增生，而且如果患有此病，手掌拇指根部會變得僵硬，有條索狀的隆起物，還有青筋浮起
坎位上出現「米」字紋，離位上和3線末端同時有「米」字紋	提示要防止心絞痛和猝死的發生
火星平原上半部，即心區，出現「米」字紋	提示可能患有急性心肌炎、心絞痛，且表明病程很長，病情較重
木星丘內出現「米」字紋	提示易患腦膜炎、頭崩（嚴重頭痛）
「米」字紋出現在3線腎區或坤位	提示可能患有腎結石。腎結石的掌紋除了上面提到的特徵之外，此處還常出現暗灰的小點或高低不平的小脂肪顆粒集聚的徵象。掌紋少的人也不能忽視腎結石的發生，此病的發病率很高
心一區、2線、3線尾部同時出現「米」字紋，稱為「三星高照」	提示近期內可能出現腦血管意外的重要警告信號，一旦發現，就要高度警惕中風的突發

看紋識病

該病理紋出現的不同部位及其提示的疾病

離位出現「米」字紋

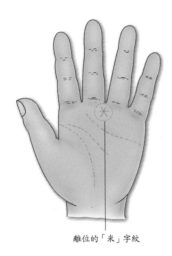

離位的「米」字紋

「米」字紋出現在離位，提示有心肌缺血的症狀。

震位出現「米」字紋

震位的「米」字紋

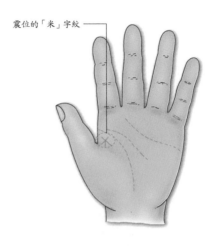

「米」字紋出現在震位，提示患有胃潰瘍。

巽位出現「米」字紋

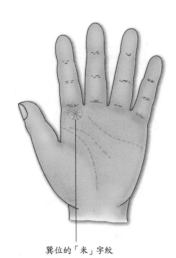

巽位的「米」字紋

「米」字紋出現在巽位，提示患有膽結石。

2線尾端出現「米」字紋

2線尾端的「米」字紋

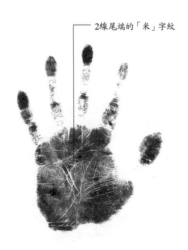

「米」字紋出現在2線尾端，提示易患血管性頭痛。

子宮和卵巢區

子宮和卵巢區位置

　　子宮區位於3線尾端。大小魚際交接處，腕橫紋中部上1公分，靠近大魚際邊緣就是子宮區的位置。卵巢區位於3線尾端、子宮區的兩側。

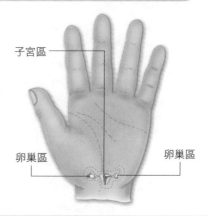

子宮區

卵巢區　　　　　卵巢區

子宮和卵巢區病理變化

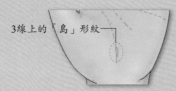

3線上的「島」形紋

　　子宮區的3線上出現「島」形紋，提示患有子宮肌瘤。

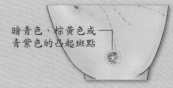

暗青色、棕黃色或青紫色的凸起斑點

　　子宮區出現暗青色、棕黃色或青紫色不規則凸起的斑點，提示可能患有子宮癌。

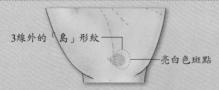

3線外的「島」形紋

亮白色斑點

　　卵巢區即3線外側，出現「島」形紋，且掌色鮮紅，有亮白色的斑點，提示患有卵巢囊腫。

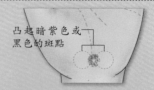

凸起暗紫色或黑色的斑點

　　卵巢區出現暗紫色或黑色不規則的凸起斑點，提示可能患有卵巢癌。

　　若「島」形紋出現在大拇指側，提示肌瘤在身體對應的左側；如果「島」形紋出現在3線另一側，提示肌瘤在身體對應的右側。如果患者雙眼外角發青，且自然站立、雙膝緊靠時，雙腳不能正常合併在一起，則診斷的意義更大。

　　患有骨盆腔炎症在此區會反映為片狀或點狀的暗紅色。若出現紅白相間或潮紅的斑點，則表明患有急性骨盆腔炎；若為黃色或暗黃色的斑點，則表示患有慢性骨盆腔炎。

胰腺區

胰腺區位置

　　胰腺區位於3線上。以拇指掌指褶紋內側端為起點，畫平行線至3線，以平行線與3線交點為中心，約為無名指指甲蓋大小的面積，就是胰腺區的位置。此區主要反映胰腺的健康和病理性變化。

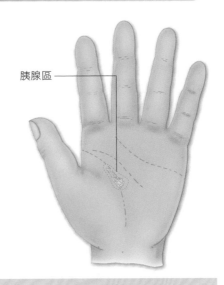

胰腺區

胰腺區病理變化

　　如果在胰腺區出現浮於表皮的青暗色斑點，提示可能患有急性胰腺炎。急性胰腺炎為腹部外科常見病，最近幾年重型胰腺炎發病率逐漸增多。由於它對生理系統擾亂大，而且對各重要臟器損害較嚴重，所以死亡率很高，甚至有時會引起驟然死亡。透過觀察手掌，我們可以提前發現此病，從而得到及時的治療，以避免延誤病情。

　　在胰腺區旁靠拇指側，即艮位和震位所在的區域，若艮位處出現網狀血管，震位有紅色斑點分佈，則提示患有糖尿病。此病是最常見的慢性病之一，主要病因是胰島素分泌缺乏或身體對胰島素抵抗。糖尿病是由遺傳和環境因素相互作用而引起的，臨床上以高血糖為主要標誌，常見症狀有多飲、多尿、多食以及消瘦等。

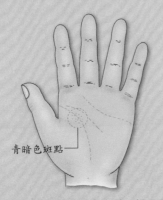

青暗色斑點

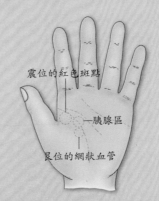

震位的紅色斑點

胰腺區

艮位的網狀血管

胰腺區出現浮於表皮的青暗色斑點，提示可能患有急性胰腺炎。

胰腺區旁靠拇指側，即艮位和震位所在區域，若艮位出現網狀血管，震位有紅色斑點，提示患有糖尿病。

肺 區

　　肺一區位於中指與無名指根部，是中指與無名指掌指褶紋與1線之間的位置。肺二區位於大魚際，以拇指掌指褶紋的中點與腕橫紋的中點連線，線外側（魚際橈側）的魚際部分就是此區。

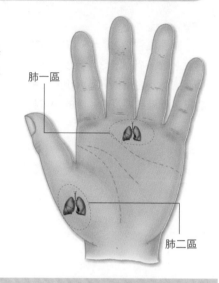

肺一區

肺二區

肺區病理變化

　　肺區常出現的病理性變化有以下幾種情況：出現較為明顯的白色時，表明肺氣不足，一方面會出現呼吸困難、胸悶氣短、哮喘等情況；另一方面由於陽氣虛衰，衛外不固，容易出現體虛多汗、疲倦、少氣懶言、畏風懼寒等情況。若出現青暗色斑點，且稍稍凸起，提示可能患有肺氣腫。如果出現白色或棕色斑點，提示有可能為肺炎。當此區有深紅色斑點時，表示肺部感染嚴重，甚至有肺膿瘍的可能。若肺區和支氣管區出現凸起的暗紅色、黃棕色、咖啡色、暗青色或紫黑色斑點，且邊緣不清，無光澤，提示可能患有肺癌，需到醫院結合X光、CT、纖維式支氣管鏡檢查，以確診病情。

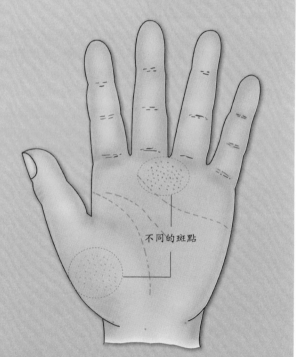

不同的斑點

肺區出現不同斑點，有不同的病理意義：青暗色斑點，稍凸起，提示可能患有肺氣腫；白色或棕色斑點，提示可能患有肺炎；深紅色斑點，表示肺部感染嚴重。

Chapter 4
手診手療循環、呼吸系統疾病

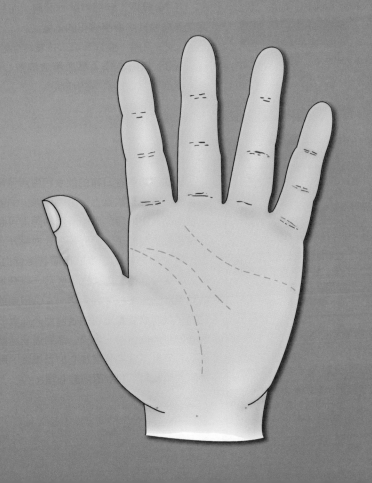

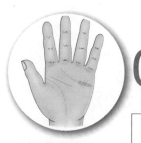

01 高血壓
舒緩降壓、長期調理

高血壓手操療法

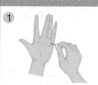

① 木棒由上至下沿手掌心中四指橫屈紋均勻點狀用力刺激。

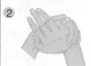

② 右手掌心向上，小指內收，左手俯置於右手掌面之上，壓住右手手背，擠壓右手小指。

③ 用一支圓珠筆對手心進行均勻刺激。

循因
引起疾病的主要原因

　　此病病因尚未十分明確，一般認為高級神經中樞功能障礙在發病中占據主導地位，體液、內分泌因素、腎臟等也參與發病過程。高血壓患病率隨年齡增長而升高；女性在更年期前患病率略低於男性，但在更年期後迅速升高，甚至高於男性；高緯度寒冷地區患病率高於低緯度溫暖地區，高海拔地區高於低海拔地區；與飲食習慣有關，鹽和飽和脂肪攝入越高，平均血壓和患病率也越高。

辨證
疾病臨床表現及症狀

　　（1）頭疼：若經常感到頭痛，而且很劇烈，同時又噁心作嘔，就可能是向惡性高血壓轉化的信號。

　　（2）耳鳴：雙耳耳鳴，持續時間較長。

　　（3）氣短心悸：高血壓會導致心肌肥厚、心臟肥大、心功能不全，從而引起氣短心悸的症狀。

調理
日常護理要點

　　高血壓患者在日常的飲食和生活習慣上需要進行調理，以達到康復的目的。首先是飲食上，患者應減少鈉鹽攝入。鈉鹽會顯著升高血壓以及增加高血壓的發病風險，而鉀鹽則可起到對抗鈉鹽升高血壓的作用。同時還要控制體重，肥胖是導致血壓升高的重要原因之一。適當減輕體重，減少體內脂肪含量，可顯著降低血壓。其次是養成良好的生活習慣。這其中包括三點：①不吸菸。吸菸是一種不健康行為，是心血管疾病和癌症的主要危險因素之一；②限制飲酒。長期大量飲酒可導致血壓升高，限制飲酒量則可顯著降低高血壓的發病風險；③定時運動。定期的運動可降低血壓。最後，患者還要減輕精神壓力，保持心理平衡。負面的心理反應會顯著增加心血管風險，應及時採取措施，預防和緩解精神壓力以及糾正和治療病態心理。

看手診病

疾病手部特徵圖解展示

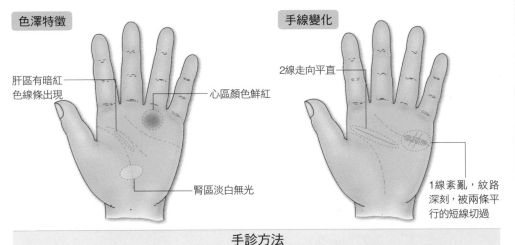

色澤特徵

肝區有暗紅色線條出現

心區顏色鮮紅

腎區淡白無光

手線變化

2線走向平直

1線紊亂，紋路深刻，被兩條平行的短線切過

手診方法

① 心區及大魚際部位顏色鮮紅，肝部有暗紅色線條出現，腎區淡白無光。表明情緒急躁、易怒，有心悸、頭暈症狀。

② 1線紊亂，不清晰，紋路深刻，明顯易見，2線走向平直。

手療治病

疾病手部按摩療法圖解展示

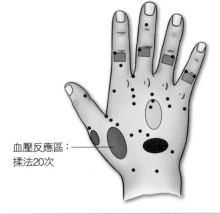

血壓反應區：揉法20次

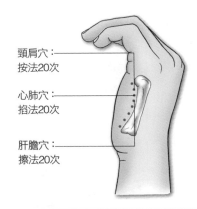

頸肩穴：按法20次

心肺穴：掐法20次

肝膽穴：擦法20次

部位	步驟	選穴	方法
手背	第一步	血壓反應區	揉法20次
手側	第二步	頸肩區	按法20次
	第三步	心肺區	掐法20次
	第四步	肝膽區	擦法20次

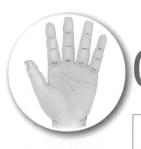

02 低血壓
補虛扶正、調理氣機

概念

低血壓是指體循環動脈壓力低於正常的狀態。低血壓的診斷目前尚無統一標準，一般認為成年人肢動脈血壓低於 90/60 mmHg 即為低血壓。

低血壓手操療法

戒指戴在無名指中節上，用手轉動戒指對手指進行刺激。

牙刷平刷手掌正面無名指，上下各15次。

用食指和小拇指勾住手錶，中指放在手錶上。

循因
引起疾病的主要原因

　　一般根據低血壓的發病形式將其分為急性和慢性兩大類。急性低血壓是指患者血壓由正常或較高的水平突然且明顯下降，原因多是由於身體太弱，常常表現在一些年輕、體質瘦弱的女性身上。慢性低血壓是指血壓持續低於正常範圍的狀態，可分為原發性低血壓和續發性低血壓兩類：原發性低血壓指的是沒有原因的低血壓，也就是生理低血壓；續發性低血壓指的是人體的器官疾病所引起的血壓降低情況，其中多數與患者體質、年齡或遺傳等因素有關。

辨證
疾病臨床表現及症狀

　　（1）頭昏、頭暈、乏力、心悸、認知功能障礙等。

　　（2）常於晨起出現低血壓，站立時頭昏眼花、腿軟乏力、眩暈或昏厥，昏厥時伴有面色蒼白、出汗、噁心、心率改變等。

調理
日常護理要點

　　在飲食方面，低血壓患者可以多吃桂圓、蓮子、紅棗、桑葚等提神補腦的食物；要少吃生冷、寒涼、破氣的食物，像菠菜、蘿蔔、芹菜、冷飲等，尤其是玉米等降血壓食物，盡量不要吃。患者除了飲食上的調整外，還要加強運動來提高身體素質。

　　患者每天可採取以下方法進行鍛鍊。首先，仰臥，雙臂上舉，雙手叉握，牽拉對抗，拉時吸氣，恢復時吐氣，重複3～4次；然後，雙臂從身體兩側向頭上方舉起，雙手相握，再慢慢伸直手指，隨後吸氣，同時雙臂從兩側放下還原。反覆次數根據自身情況決定。

看手診病
疾病手部特徵圖解展示

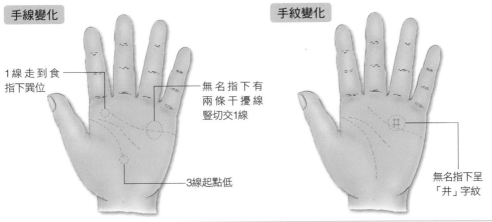

手線變化

1線走到食指下巽位

無名指下有兩條干擾線豎切交1線

3線起點低

手紋變化

無名指下呈「井」字紋

手診方法

① 雙手掌三大主線均淺之人，提示體質差，血壓偏低。1線走到食指下巽位，或無名指下有兩條干擾線豎切交1線，均提示血壓不穩定。

② 3線起點低，彈力又差；無名指下7線呈「井」字紋符號，均提示血壓偏低。

手療治病
疾病手部按摩療法圖解展示

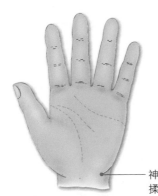

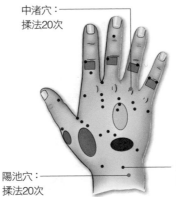

中渚穴：揉法20次

神門穴：揉法20次

陽池穴：揉法20次

升壓點：掐法15次

部位	步驟	選穴	方法
手背	第一步	中渚穴	揉法20次
	第二步	陽池穴	揉法20次
手心	第三步	神門穴	揉法20次
手背	第四步	升壓點	掐法15次

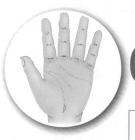

03 | 冠心病
益氣養心、解鬱昇陽

冠心病手操療法

 ①

把木棒夾在兩小指尖端之間,以指力擠壓。

②

把一根木棒放在兩中指尖端用力夾住,同時兩手拇指相互抵住,兩手食指內收。

③

右手掌橫握左手掌,壓住左手內收其小指,左手三指搭按在右手手背上。

循因
引起疾病的主要原因

　　冠狀動脈粥狀硬化是冠心病的主要病因,但其原因尚不完全清楚,可能是多種因素綜合作用的結果。引起本病的危險因素有:性別和年齡、家族史、血脂異常、糖尿病、高血壓、吸菸、超重、肥胖、痛風、不運動等。

辨證
疾病臨床表現及症狀

　　(1)心絞痛型:表現為胸骨後的壓榨感、悶脹感,伴隨明顯的焦慮,持續3～5分鐘,常發散到左側臂部、肩部、咽喉部、背部和右臂。

　　(2)心肌梗塞型:梗塞發生前一週常有前驅症狀,如呼吸停止和輕微體力活動時發作的心絞痛,伴有明顯的不適和疲憊。

　　(3)猝死型:患者心臟驟停是由於在動脈粥狀硬化的基礎上,發生冠狀動脈痙攣或栓塞,導致心肌急性缺血,造成局部電生理紊亂,引起暫時的嚴重心律不整。

　　(4)無症狀性心肌缺血型:很多患者有廣泛的冠狀動脈阻塞卻沒有感覺到心絞痛,甚至有些患者在心肌梗塞時也沒有感覺到心絞痛。

調理
日常護理要點

　　冠心病患者日常需注意保暖。寒冷刺激使心臟血液供應需求量增加,而冠狀動脈的收縮減少了對心臟的血液供應量,這兩方面均能促使心肌缺血,誘發心絞痛。所以冠心病患者在寒冷、大風等天氣時,要提前做好防範,避免病情惡化。出門時最好戴口罩,注意保暖,以防冷空氣刺激,盡量避免迎風走路等。除了日常的預防,患者還應該培養良好的生活習慣,做到起居有常,早睡早起,避免熬夜工作;合理飲食,且飲食偏清淡、容易消化的食物,透過蔬菜、水果攝入足夠豐富的維生素;積極鍛鍊,量力而行,根據自身情況選擇合適的運動項目,促使全身氣血暢通,減輕心臟負擔。

看手診病
疾病手部特徵圖解展示

手紋變化

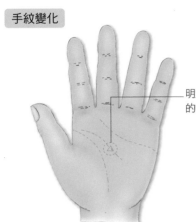

明堂處出現獨立
的「△」形紋

手線變化

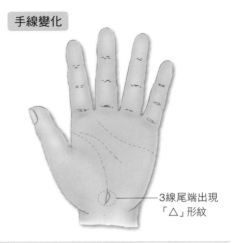

3線尾端出現
「△」形紋

手診方法

① 明堂處出現獨立的「△」形紋，說明患有冠心病，而且正朝嚴重的方向發展。

② 3線尾端出現「△」形紋，提示心肌缺血，要預防隱性冠心病。

手療治病
疾病手部按摩療法圖解展示

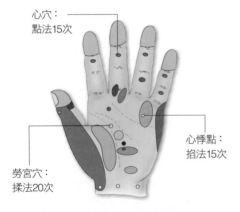

心穴：
點法15次

勞宮穴：
揉法20次

心悸點：
搯法15次

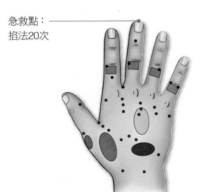

急救點：
搯法20次

部位	步驟	選穴	方法
手心	第一步	心悸點	搯法15次
	第二步	勞宮穴	揉法20次
	第三步	心穴	點法15次
手背	第四步	急救點	搯法20次

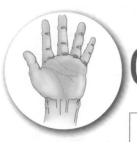

04 | 貧血
強化脾胃、滋補氣血

貧血手操療法

伸掌，五指散開，用木棒均勻點狀用力刺激手掌心。

用牙刷平刷手心，上下30遍。

把圓球置於手掌中心，五指張開，用五指根出力進行旋轉，順時針、逆時針各10次。

循因
引起疾病的主要原因

（1）失血性貧血。失血最常見的原因，主要有創傷引起的外出血、內臟破裂引起的內出血、血管肉瘤引起的體腔內出血或外出血等。

（2）溶血性貧血。因其血管內溶血的原因，主要有傳染性貧血、鉤端螺旋體病、附紅血球體病、梨形蟲病等。

（3）再生障礙性貧血。一種是再生不良，另一種是再生不能。

辨證
疾病臨床表現及症狀

臨床常見患者皮膚蒼白、臉色無光、粗糙等症狀，嚴重時還會形成皮膚黏膜的潰瘍。貧血也會導致患者呼吸急促，嚴重時甚至呼吸困難。長期貧血、心臟超負荷工作且供氧不足，會導致貧血性心臟病，此時不僅有心率變化，還伴有心律不整和心功能不全。它也會對人的神經系統造成危害，比如常見的頭昏、耳鳴、頭痛、失眠、多夢、記憶減退、注意力不集中等，都是貧血對神經組織損害所致的症狀。除此之外還會引起心跳加快、食慾不振、腹瀉、閉經、性慾減退等。小兒貧血時會哭鬧不安、躁動甚至影響智力發育。

調理
日常護理要點

貧血患者的飲食結構要合理，應有規律、有節制，嚴禁暴飲暴食。食物必須多樣化，食譜要廣，不應偏食，否則會因某種營養素的缺乏而引起貧血。多食含鐵豐富的食物，如豬肝、豬血、瘦肉、奶製品、豆類、大米、蘋果、綠葉蔬菜等。多飲茶能補充葉酸和維生素 B_{12}，有利於大球性貧血的治療。但缺鐵性貧血則不宜飲茶，因為飲茶不利於人體對鐵劑的吸收，應適當補充酸性食物。忌食辛辣、生冷等不易消化的食物。

看手診病
疾病手部特徵圖解展示

色澤特徵

手線變化

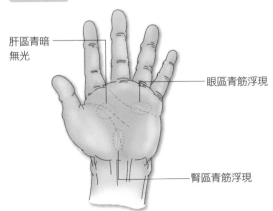

肝區青暗
無光

眼區青筋浮現

腎區青筋浮現

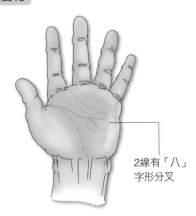

2線有「八」
字形分叉

手診方法

① 掌心色白，手掌皮膚皺紋處淡白無光，眼區和腎區顏色偏白，青筋浮現。肝區則有淡青之色，鬱結不散。

② 2線末端有分叉，且成「八」字形，提示貧血信號。

手療治病
疾病手部按摩療法圖解展示

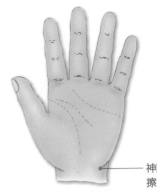

神門穴：
擦法15次

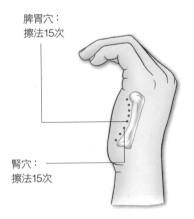

脾胃穴：
擦法15次

腎穴：
擦法15次

部位	步驟	選穴	方法
手心	第一步	神門穴	擦法15次
手側	第二步	脾胃穴	擦法15次
	第三步	腎穴	擦法15次

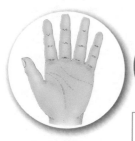

05 | 感冒
疏散風邪、解表宣肺

概念

感冒是自癒性疾病的一種，可分為普通感冒和流行性感冒。普通感冒是由病毒引起的常見呼吸道疾病。流行性感冒是流感病毒引起的急性呼吸道傳染病。

感冒手操療法

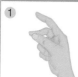

微屈五指，大拇指對擠中指，兩指指尖相招。

用一手拇指及食指捻按另一手掌心。

右手拇指、食指揪抓左手無名指根背部皮膚。

循因
引起疾病的主要原因

　　流行性感冒是由流感病毒引起的急性呼吸道傳染病，流行病毒有A、B、C三型。感冒發生的主要原因是體虛、抗病能力減弱等，再加上氣候劇變，人體內外功能不能適應外界環境變化，邪氣趁虛由皮毛、口鼻而入，導致感冒。

辨證
疾病臨床表現及症狀

　　中醫將感冒分為風寒型感冒、風熱型感冒、暑濕型感冒三種類型。風寒型感冒患者除了有鼻塞、噴嚏、咳嗽、頭痛等一般症狀外，還有畏寒、低熱、無汗、肌肉疼痛、流鼻水、吐稀薄白色痰、咽喉紅腫疼痛、口不渴或渴喜熱飲、苔薄白等特點；風熱型感冒患者除了有鼻塞、流涕、咳嗽、頭痛等感冒的一般症狀外，還有發熱重、喉嚨痛（通常在感冒症狀之前就痛）、痰通常呈黏稠的黃色或帶黑色、便秘等特點；暑濕型感冒患者表現為畏寒、發熱、口淡無味、頭痛、頭脹、腹痛、腹瀉等症狀。

調理
日常護理要點

　　感冒是常見疾病之一，為了預防感冒，最好每晚用較熱的水泡腳15分鐘，水量淹過腳面，泡後雙腳要發紅。此外，勤洗手、經常開窗、不與患者有身體接觸、適當休息、多喝水、保持生活規律等都是預防感冒需注意的事項。感冒初起時，用吹風機對著太陽穴吹3～5分鐘熱風，每日數次，可減輕症狀。除此之外，還可以在及時治療的基礎上藉由飲食調理幫助康復。

　　感冒患者在飲食上禁吃鹹食：食用鹹食後易使致病部位黏膜收縮，加重鼻塞、咽喉不適等症狀，而且過鹹的食物容易生痰，刺激局部引起咳嗽加劇。禁食甜、膩食物：甜味能助濕，而油膩食物不易消化，故感冒患者應忌食各類糖果、飲料、肥肉等。禁食辛熱食物：辛熱食物易傷氣灼津，助火生痰，使痰不易咳出。

看手診病
疾病手部特徵圖解展示

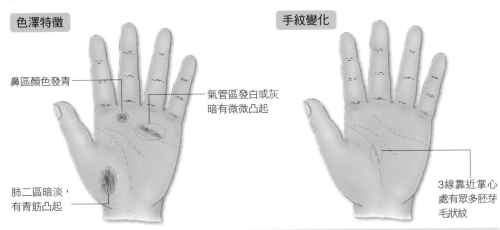

色澤特徵

鼻區顏色發青

氣管區發白或灰暗有微微凸起

肺二區暗淡，有青筋凸起

手紋變化

3線靠近掌心處有眾多胚芽毛狀紋

手診方法

① 手掌籠罩著一層暗灰色，各處青筋浮現，光澤度差，鼻區發青，氣管部位有微凸，色白或灰暗。肺二區暗淡，有青筋凸起。

② 震位表層青暗，青筋浮起，觸之不平。

③ 3線靠近掌心處有眾多胚芽毛狀紋，提示此類人怕冷，容易感冒。

手療治病
疾病手部按摩療法圖解展示

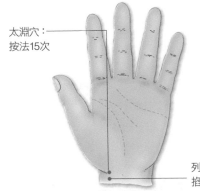

太淵穴：按法15次

列缺穴：掐法15次

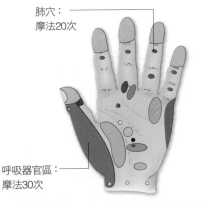

肺穴：摩法20次

呼吸器官區：摩法30次

部位	步驟	選穴	方法
手心	第一步	太淵穴	按法15次
手心	第二步	列缺穴	掐法15次
手心	第三步	肺穴	摩法20次
手心	第四步	呼吸器官區	摩法30次

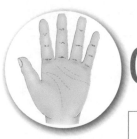

06 咽喉炎
疏風清熱、滋陰利咽

咽喉炎手操療法

① 用木棒沿無名指尖端部向下均勻點刺，同時深呼吸。

② 掌心向裡，五指散開，以木棒由上至下均勻點狀用力刺激大拇指橫屈紋。

③ 牙刷上下方向平刷手背合谷穴處。

循因
引起疾病的主要原因

（1）急性咽炎：常為病毒引起，或為細菌所致。冬春季最為多見。多續發於急性鼻炎、急性鼻竇炎、急性扁桃腺炎，且常是痲疹、流感、猩紅熱等傳染病的併發症。

（2）慢性咽炎：主要是由於急性咽炎治療不徹底而反覆發作，轉為慢性咽炎。或是因為患各種鼻病，鼻竇阻塞，長期張口呼吸，以及物理、化學因素、頸部放射治療等經常刺激咽部所致。另外，如便秘、貧血、心血管疾病、下呼吸道慢性發炎等慢性疾病也可能續發本病。

辨證
疾病臨床表現及症狀

主要症狀為咽痛咽癢、吞嚥困難、發熱、聲音嘶啞。輕者聲音低、粗糙，重者則失音。成年人以咽部症狀為主，病初咽部症狀有乾癢、灼熱、漸有疼痛，吞嚥時加重，唾液增多，咽側受累則有明顯的耳痛。體弱的成人或小兒，則全身症狀顯著，有發燒怕冷、頭痛、食慾不振、四肢痠痛等。

調理
日常護理要點

咽炎患者除了利用手療鞏固治療效果，還可以藉著食療進行調理，以盡快康復。如枸杞粥和甘蔗蘿蔔飲就是比較好的食療方法。

枸杞粥的做法及食用方法為：糯米、枸杞子分別洗淨，加水泡置30分鐘，以文火煮製成粥，每天服用1碗，具有滋陰潤喉的功效，適用於慢性喉炎、咽喉乾燥者。

甘蔗蘿蔔飲的製作和飲用方法為：將百合煮爛後混入甘蔗汁和蘿蔔汁備用，每天臨睡前服用1杯，具有滋陰降火的功效，適用於嗓音疲勞和慢性喉炎者。

看手診病
疾病手部特徵圖解展示

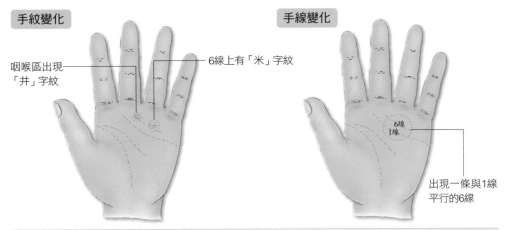

手紋變化

咽喉區出現「井」字紋

6線上有「米」字紋

手線變化

6線
1線

出現一條與1線平行的6線

手診方法

① 離位有一條與 1 線平行的 6 線，顏色多偏紅。

② 離位的 6 線，上有「米」字紋、「十」字紋或「井」字紋。咽喉區有「井」字紋、凸起的黃色斑點或青暗色斑點。

手療治病
疾病手部按摩療法圖解展示

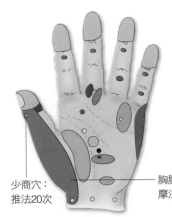
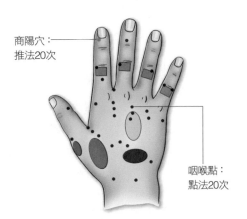

商陽穴：
推法20次

咽喉點：
點法20次

少商穴：
推法20次

胸腔反射區：
摩法20次

部位	步驟	選穴	方法
手心	第一步	少商穴	推法20次
	第二步	胸腔反射區	摩法20次
手背	第三步	商陽穴	推法20次
	第四步	咽喉點	點法20次

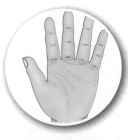

07 支氣管哮喘
宣肺理氣、化痰定喘

概念

支氣管哮喘簡稱哮喘，是一種以嗜酸性粒細胞、肥大細胞反應為主的氣道慢性炎症，對易感者可引起不同程度的可逆性氣道阻塞症狀。

支氣管哮喘手操療法

①

右手掌橫握左手掌，兩手五指均緊扣對掌手背，用力擠壓。

②

左手五指套住右手拇指根部，呈離心方向用力且緩慢地進行拔伸。

③

右手五指套住左手拇指根部，呈離心方向用力且緩慢地進行拔伸。

循因
引起疾病的主要原因

（1）吸入物：吸入物分為特異性和非特異性兩種。前者如花粉、真菌、動物毛屑等，後者如硫酸、二氧化硫、氯氨等。

（2）感染：哮喘的形成和發作與反覆呼吸道感染有關。

（3）食物：由於飲食關係而引起哮喘發作的現象在哮喘患者中常可見到。

辨證
疾病臨床表現及症狀

突然感到呼吸困難，伴有哮喘、氣急、吐白色泡沫狀痰。吸氣還比較順利，但吐氣很困難，患者在發病時能聽到自己的喘鳴音。夜間和（或）清晨症狀較容易發生或加劇。哮喘通常是發作性的，多數患者能自行緩解，發作持續24小時以上，嚴重時會出現四肢末端和嘴唇發紫，稱為紫紺。

調理
日常護理要點

支氣管哮喘患者可以在飲食上多下功夫。盡量避免吃有刺激性的食物，不吃魚蝦這類能夠誘發哮喘的食物，不吃肥肉這類肥膩生濕的食物，以及產氣食物如韭菜、地瓜等。患者的飲食宜清淡，並能供給充足的蛋白質和鐵，應多吃瘦肉、動物肝臟、豆腐、豆漿等。多食新鮮蔬菜和水果，新鮮蔬菜不但可補充各種維生素和無機鹽，而且還有清痰祛火之功效；水果，不但可祛痰止咳，而且能健脾補腎養肺。

飲食上的調理有助於患者康復，而生活上的好習慣更有助於預防支氣管哮喘。因此患者應該多加鍛鍊，提高身體素質，增強抵抗力，同時注意遠離過敏原。

看手診病
疾病手部特徵圖解展示

手紋變化

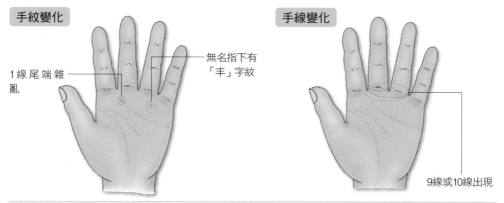

1線尾端雜亂

無名指下有「丰」字紋

手線變化

9線或10線出現

手診方法

① 肺區、支氣管區，腎區隱現暗斑，提示氣道出現了可逆性的阻塞症狀。

② 1線、2線變淺，有9線或10線出現，平時會出現乾咳和流涕。

③ 1線尾端紋線深重雜亂、色暗，無名指下有「丰」字紋，病情加重會出現呼吸困難、胸悶等症狀。

手療治病
疾病手部按摩療法圖解展示

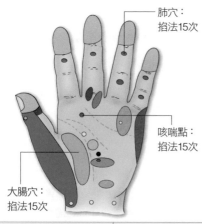

肺穴：
掐法15次

咳喘點：
掐法15次

大腸穴：
掐法15次

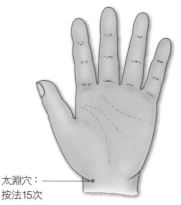

太淵穴：
按法15次

部位	步驟	選穴	方法
手心	第一步	肺穴	掐法15次
	第二步	大腸穴	掐法15次
	第三步	咳喘點	掐法15次
手心	第四步	太淵穴	按法15次

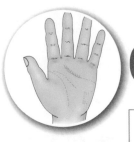

08 | 慢性支氣管炎
健脾溫腎、理氣化痰

概念

慢性支氣管炎是由感染或理化因素等引起的氣管、支氣管黏膜及其周圍組織的慢性發炎，身體免疫力低下對慢性支氣管炎的形成及發展起到重要作用。

慢性支氣管炎手操療法

掌心向外平伸，中指內搭於無名指背，由上向下極力按壓。

拇指內收至中指及無名指指縫間，用力收縮其他四指，內壓拇指。

把一根火柴棒放在兩手拇指尖端處並用力擠壓。

循因
引起疾病的主要原因

慢性支氣管炎的病因迄今尚有許多因素不夠明瞭，近年來認為，有關因素如下：

（1）大氣污染：如氯、一氧化氮、二氧化硫等，對支氣管黏膜有刺激作用。這些理化因素會損傷氣管上皮細胞，導致氣管淨化功能下降。

（2）吸菸：吸菸為慢性支氣管炎最主要的發病因素。菸的刺激使氣管平滑肌收縮，腺體分泌亢進，阻力增加。

（3）感染：呼吸道感染是慢性支氣管炎發病和惡化的另一個重要因素。

辨證
疾病臨床表現及症狀

臨床上以長期反覆發作的咳嗽（一般晨間咳嗽為主，睡眠時有陣咳和排痰，隨著病情發展，咳嗽終年不癒）、咳痰（一般為白色黏液性或漿液泡沫性，偶會帶血）或伴有喘息（喘息明顯者常稱為喘息性支氣管炎）為其特徵。早期症狀輕微，多在冬季發作，春暖後緩解；晚期炎症加重，症狀長期存在，不分季節。疾病進展又可併發肺氣腫、肺動脈高壓及右心室肥大。

調理
日常護理要點

慢性支氣管炎患者應注意日常飲食方面的調理。此症的飲食原則為適時補充必要的蛋白質，如雞蛋、瘦肉、牛奶、動物肝、魚類、豆製品等。寒冷季節應補充一些含熱量高的肉類暖性食品以增強禦寒能力，也應經常進食新鮮蔬菜瓜果，以確保身體對維生素C的需求。夏天時，慢性支氣管炎患者應少吃冷飲。因為食物在進行低溫冷藏之後，其中的水分會結成冰晶，食用時會使口腔受到突然刺激，進而引起舌部味覺神經、牙周神經及唾液腺迅速降溫，從而引發咽炎。所以對於支氣管炎患者來說，要少吃冷飲。

看手診病
疾病手部特徵圖解展示

手紋變化

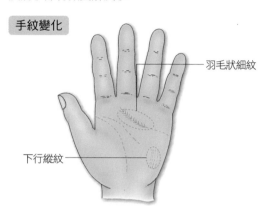

羽毛狀細紋

下行縱紋

指甲特徵

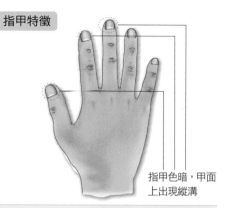

指甲色暗，甲面
上出現縱溝

手診方法

① 患者指甲色暗，甲面上出現縱溝，提示氣管開始有炎症侵入。

② 中指根部離位色澤青暗，有黃褐色發亮，如老繭樣凸起。

③ 1 線紊亂，出現羽毛狀細紋，小魚際兌位可見縱紋，為呼吸系統功能低下，不能抵禦外邪，易患感冒。

手療治病
疾病手部按摩療法圖解展示

勞宮穴：
按法20次

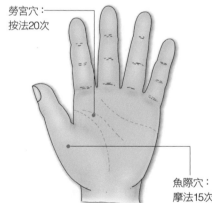

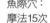

魚際穴：
摩法15次

肺穴：
掐法15次

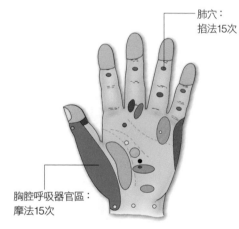

胸腔呼吸器官區：
摩法15次

部位	步驟	選穴	方法
手心	第一步	勞宮穴	按法20次
	第二步	魚際穴	摩法15次
手心	第三步	肺穴	掐法15次
	第四步	胸腔呼吸器官區	摩法15次

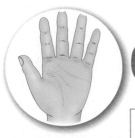

09 | 肺炎鏈球菌感染症
滋陰潤肺、消炎止咳

概念

肺炎鏈球菌感染症是肺炎鏈球菌引起的急性肺泡性炎症，以突發寒顫、高熱、胸痛、咳嗽為其特點。20～40 歲的青壯年患病較多，冬春季發病率較高。

肺炎鏈球菌感染症手操療法

以一手的拇指及食指呈螺旋狀捻按另一手的無名指，從根部移動到頂端。

②

伸出中指與食指併攏，然後突然伸開食指，呈「V」字形。

③

伸掌，中指向大拇指彎縮，食指、無名指及小指仍伸直。

循因
引起疾病的主要原因

身體免疫功能正常時，肺炎鏈球菌是寄居在口腔及鼻咽部的一種正常菌群，其帶菌率常隨年齡、季節及免疫狀態的變化而有差異。肺炎鏈球菌感染症以冬季與初春多見，患者常為原先健康的青壯年。當患者受涼、淋雨、疲勞、醉酒、病毒感染等導致身體免疫功能受損時，有毒性的肺炎鏈球菌入侵人體而致病。

辨證
疾病臨床表現及症狀

多有上呼吸道感染的前驅症狀。起病多急驟，高熱、寒顫、全身肌肉痠痛，體溫通常在數小時內升至39～40℃，高峰在下午或傍晚出現，脈率隨之增速。患者呈急性熱病容，面頰緋紅，鼻翼搧動，皮膚灼熱、乾燥，口角及鼻周有單純疱疹。有些患者還會患側胸痛，可放射至肩部或腹部；咳嗽或深呼吸時加劇；痰少，帶血或呈鐵鏽色，偶有噁心、腹痛或腹瀉，可能被誤診為急腹症（腹部急性疾患的總稱）。

調理
日常護理要點

肺炎鏈球菌感染症患者在日常生活中，可以透過飲食調理，來鞏固治療的效果，從而提高身體的抵抗力，防止病情惡化。這類患者因高熱導致體力消耗嚴重，因此必須供給充足的營養，特別是熱量和優質蛋白質，以補充身體的消耗。另一方面，酸鹼失衡是肺炎的常見症狀，應多吃新鮮蔬菜和水果，以補充礦物質，有助於糾正水、電解質紊亂。除此之外，患者還可食用含鐵豐富的食物，如動物內臟、蛋黃等；含銅豐富的食物，如動物肝、芝麻醬等；還有蝦皮、奶製品等高鈣食物。

看手診病
疾病手部特徵圖解展示

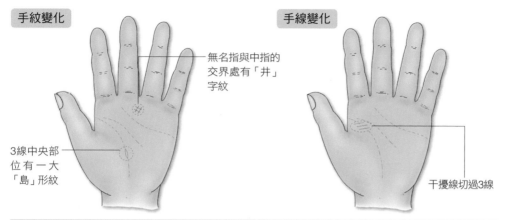

手紋變化

無名指與中指的
交界處有「井」
字紋

3線中央部
位 有 一 大
「島」形紋

手線變化

干擾線切過3線

手診方法

① 3線起始處靠近大拇指下有干擾線切過，提示肺炎信號。

② 無名指與中指的交界處有一「井」字紋，3線中央部位有狹長「島」形紋，提示這種肺炎是一種急性肺泡性炎症。

手療治病
疾病手部按摩療法圖解展示

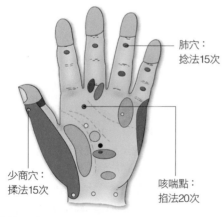

肺穴：
捻法15次

少商穴：
揉法15次

咳喘點：
掐法20次

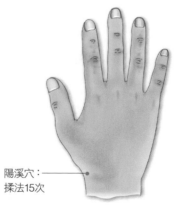

陽溪穴：
揉法15次

部位	步驟	選穴	方法
手心	第一步	肺穴	捻法15次
	第二步	咳喘點	掐法20次
	第三步	少商穴	揉法15次
手背	第四步	陽溪穴	揉法15次

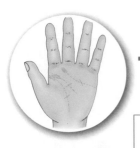

10 | 肺結核
潤肺滋陰、止咳去燥

肺結核手操療法

兩手掌心向下，掌根相抵，拇指內縮，兩手相互摩擦。

右手掌面下垂，左手拇指食指捏右手拇指向下垂直拉平。

五指相對，以各指尖直對，對抗擠壓形成最大角度。

循因
引起疾病的主要原因

肺結核是由結核桿菌引起的一種呼吸道傳染病。多數患者是透過呼吸道感染的，結核桿菌在陰暗、潮濕的環境中可以存活幾個月。當患有活動期肺結核的患者吐痰後，結核菌會在乾燥後附著於塵土上，形成帶菌塵埃飛散到四周，隨時都可能感染健康人。

辨證
疾病臨床表現及症狀

典型肺結核起病緩慢，病程經過較長，有低熱、乏力、食慾不振、咳嗽和少量咳血。

（1）全身症狀：全身毒性症狀主要表現為午後低熱，一般為37.4～38℃，可持續數週，熱型不規則，部分患者伴有臉頰、手心、腳心潮熱感。除此外，還伴有乏力、體重減輕、盜汗等症狀。

（2）呼吸系統：一般有乾咳或只有少量黏液，多為白色黏痰。伴續發感染時，支氣管擴張常咳黃膿痰，有不同程度的咳血。當患者伴有大量胸腔積液、氣胸時會有較明顯的呼吸困難。

調理
日常護理要點

肺結核治療時間長，恢復過程慢，患者一定要樹立戰勝疾病的信心，積極配合治療，最後達到真正治癒。肺結核患者在進展期應臥床休息，尤其是有發熱、咳血和肺代償功能不全者。沒有明顯中毒症狀的可進行一般活動，但需限制活動量，保證充足的休息時間。肺結核是慢性消耗性疾病，進展期患者往往十分虛弱，飲食上要特別注意，增加高蛋白、高熱量、高維生素食物的攝入，增強體質，增加其免疫系統功能。好轉期過渡到穩定期，應逐漸增加活動量，可參與一定的家務勞動，但不宜過度勞累，減少復發。肺結核患者身體抵抗力較差，應保持愉快的心情，循序漸進地進行體能鍛鍊，以增強體質，注意個人防護，避免呼吸道感染。

看手診病
疾病手部特徵圖解展示

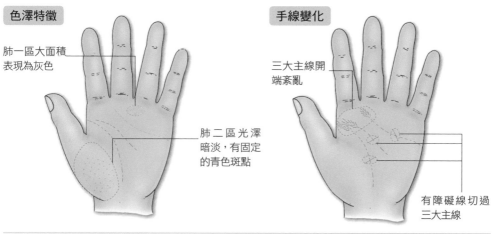

色澤特徵

肺一區大面積
表現為灰色

肺二區光澤
暗淡,有固定
的青色斑點

手線變化

三大主線開
端紊亂

有障礙線切過
三大主線

手診方法

① 手部整體色澤晦暗,或有灰色與白色斑點相間分佈。

② 1線、2線、3線開端紊亂,中間有障礙線切過。

手療治病
疾病手部按摩療法圖解展示

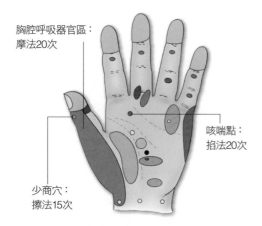

胸腔呼吸器官區:
摩法20次

咳喘點:
掐法20次

少商穴:
擦法15次

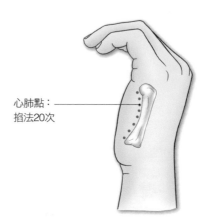

心肺點:
掐法20次

部位	步驟	選穴	方法
手心	第一步	咳喘點	掐法20次
	第二步	少商穴	擦法15次
	第三步	胸腔呼吸器官區	摩法20次
手側	第四步	心肺點	掐法20次

乳腺區

乳腺區位置

　　乳腺區位於無名指下，1線與2線之間，像一片斜放的小樹葉，主要反映乳腺的健康狀況。

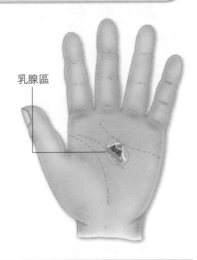

乳腺區

乳腺區病理變化

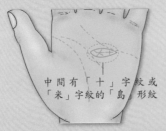

中間有「十」字紋或「米」字紋的「島」形紋

乳腺區出現葉狀「島」形紋，且中間有「十」字紋或「米」字紋，提示患有乳腺增生。

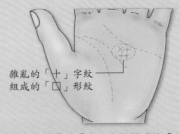

雜亂的「十」字紋組成的「口」形紋

乳腺區出現雜亂的「十」字紋組成的「口」形紋，提示患有乳腺癌。

　　乳腺增生患者在此區會出現葉狀「島」形紋，像一片小樹葉橫放在那裡，中間有凌亂的脈絡或「十」字紋或「米」字紋。乳腺增生是乳腺導管上皮及其周圍結締組織和乳腺小葉的良性增生性疾病，常見於25～40歲的女性。一般認為本病的發生與卵巢功能失調有關。25歲以上女性一定要每月自查乳房，以及早發現疾病。

　　乳腺區若出現雜亂的「十」字紋組成的「口」形紋或凸起的暗黃色斑塊，提示患有乳腺癌。除上述表徵外，還可能會出現凸起的白色斑塊，或向2線方向延伸的枯葉色或暗黃褐色葉片狀「島」形紋，且「島」形紋中有「米」字紋或方形紋。這些病理特徵的出現都意味著可能患有乳腺癌。此病是女性常見的惡性腫瘤之一，發病率高，發病年齡多在40～60歲，其病因仍不太清楚，目前認為主要與內分泌功能失調有關，並有一定的家族性。

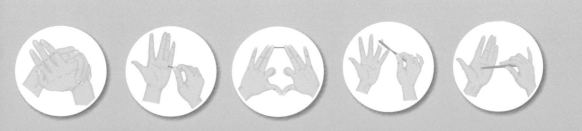

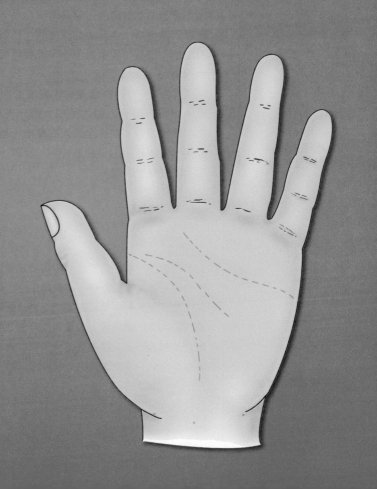

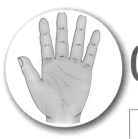

01 | 神經痛
活經通絡、祛淤止痛

神經痛手操療法

①

用五指頂部托住一圓球，使用指力讓球懸空旋轉而不貼住手掌心。

②

把圓球放在手背上，使球在手背上前後左右傾斜和滾動。

③

把兩個圓球相互靠緊放在手心，用指力旋轉兩球。

循因
引起疾病的主要原因

（1）三叉神經痛：根據顯微外科和電子顯微鏡觀察，可能與小血管畸形、岩骨部位的骨質畸形等因素有關。

（2）坐骨神經痛：可由椎管內腫瘤、椎體轉移病、腰椎結核、腰椎管狹窄、骶髂關節炎、骨盆腔內腫瘤、妊娠子宮壓迫、髖關節炎、臀部外傷、糖尿病等所致。

辨證
疾病臨床表現及症狀

（1）三叉神經痛也被稱作顏面神經痛，由顏面到前頭部再到額頭都感到劇烈的疼痛。發病時，患者一側面部驟然發作性閃痛，為時數秒到數分鐘，多為燒灼樣疼痛，難以忍受。三叉神經痛的發作時間有間歇，間歇時間長短不一，而且疼痛可因洗臉、刷牙、進食等動作而誘發。

（2）坐骨神經痛是有代表性的神經痛，大多是椎間盤突出所引起。坐骨神經是人體內最粗大的一支周圍神經，起始於腰骶部的脊髓，途經骨盆，並從坐骨大孔穿出，抵達臀部，然後沿大腿後面下行到足。當患者用力舉起重物時、半蹲、太急地站起，都會導致從腰部到大腿後側的疼痛。

調理
日常護理要點

神經痛患者在日常生活中需要注意以下的幾個方面，這樣才能有助於治療，盡快恢復健康。首先是生活、飲食要有規律，需有足夠的睡眠和休息，避免過度勞累；其次是動作要輕慢，以防止一切誘發疼痛的因素，如洗臉、刷牙等，盡量避免刺激激發點；寒冷天注意保暖，避免冷風直接刺激面部；最後是進食較軟的食物，因咀嚼誘發疼痛的患者，則要進食流食，忌油炸食物、刺激性食物、海鮮以及熱性食物等。

看手診病
疾病手部特徵圖解展示

三叉神經痛

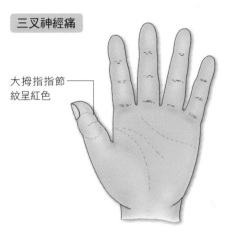

大拇指指節
紋呈紅色

坐骨神經痛

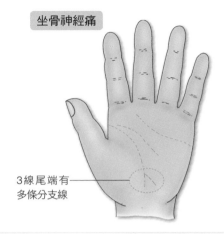

3線尾端有
多條分支線

手診方法

① 大拇指指節紋呈紅色，提示慢性神經痛突然發作。

② 3線尾端有多條分支線，坎位紋理紊亂，提示坐骨神經痛。

手療治病
疾病手部按摩療法圖解展示

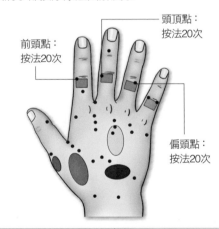

前頭點：
按法20次

頭頂點：
按法20次

偏頭點：
按法20次

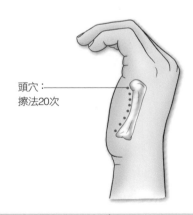

頭穴：
擦法20次

部位	步驟	選穴	方法
手背	第一步	前頭點	按法20次
	第二步	頭頂點	按法20次
	第三步	偏頭點	按法20次
手側	第四步	頭穴	擦法20次

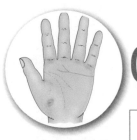

02 | 精神官能症
疏肝解鬱、養心安神

精神官能症手操療法

①

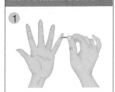

用木棒呈向心方向從小指尖端部沿掌骨線向下均勻點刺。

②

用牙刷上下平刷手掌中指。

③

把5分硬幣橫放於食指與中指根部之間的指縫,並用兩指用力夾住。

循因
引起疾病的主要原因

　　由於焦慮、緊張、情緒激動、精神創傷等因素的作用,中樞的興奮和抑制過程發生障礙,受自主神經調節的心血管系統也隨著發生紊亂,引起了一系列交感神經張力過高的症狀。雖然它的發病機制涉及生物、心理和社會等多個方面,但以心理社會因素為主。多數焦慮症、強迫症有明顯的個性傾向,因此有學者認為個性特徵是精神官能症的發病基礎,甚至有人推測精神官能症的遺傳傾向主要是透過個性特徵來體現的。

辨證
疾病臨床表現及症狀

　　(1)心臟神經官能症:表現為胸悶、心悸、氣急等症狀,有不安感和恐怖感,檢查心臟無器質性病變。

　　(2)胃腸神經官能症:患者常有反酸、噯氣、厭食、噁心、嘔吐、劍突下灼燒感、食後飽脹、上腹不適或疼痛,伴有倦怠、頭痛等症狀。胃腸道檢查可見腸躁症或淺表性胃炎,難以解釋患者經常存在的嚴重症狀。

調理
日常護理要點

　　精神官能症患者除了結合本書進行手療外,還可以透過食療的方法輔以治療,療效會更好,比如茯神蓮心紅棗粥和百合浮小麥粥。因為蓮子和百合都有助於養心安神,對緩解精神官能症具有一定的療效。做茯神蓮心紅棗粥的步驟是先將茯神碾成細粉,之後將淘洗乾淨的粳米入鍋,並加入水1000克,用大火煮沸,最後再轉用小火熬煮,待粥快熟時將白糖、茯神粉和洗淨的蓮子心加入鍋中煮開即可。做百合浮小麥粥的步驟是將百合剝瓣洗淨,浮小麥淘洗乾淨,同入鍋中,加水適量,用大火煮沸,再改小火煎煮至熟爛,待藥汁轉溫後調入蜂蜜即成。

　　另外,家長要從小注意培養孩子健全的人格,支持和鼓勵孩子去接受各種考驗,培養堅毅、沉著、頑強、坦然、豁達、勇於面對現實的性格。

看手診病
疾病手部特徵圖解展示

心臟精神官能症

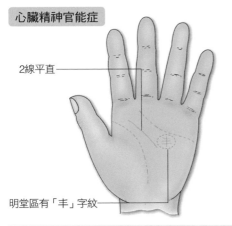

2線平直

明堂區有「丰」字紋

胃腸精神官能症

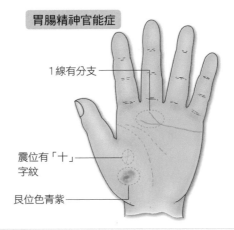

1線有分支

震位有「十」
字紋

艮位色青紫

手診方法

① 2線平直，天庭有「十」字狀紋，明堂區有「丰」字紋，提示心臟精神官能症。

② 艮位色青紫，1線有分支，一條直達食指近節關節腔的下緣，一條流向食指與中指縫內，震位「十」字狀紋，提示胃腸精神官能症。

手療治病
疾病手部按摩療法圖解展示

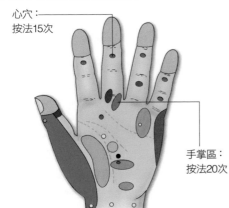

心穴：
按法15次

手掌區：
按法20次

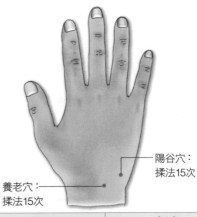

陽谷穴：
揉法15次

養老穴：
揉法15次

部位	步驟	選穴	方法
手心	第一步	心穴	按法15次
	第二步	手掌區	按法20次
手背	第三步	陽谷穴	揉法15次
	第四步	養老穴	揉法15次

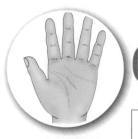

03 | 癲癇
熄風定癇、豁痰開竅

癲癇即俗稱的「羊角瘋」或「羊癲瘋」，是指腦部興奮性過高的神經元突然、過度的重複放電，導致腦功能突發性、暫時性紊亂。

癲癇手操療法

用一手拇指和食指捻按另一手掌心，按同心圓的方式逐漸擴大。

用拇指和食指從根部螺旋狀捻按另一手掌小指。

掌心向外，把食指外搭在中指背上，由上向下極力壓按。

循因
引起疾病的主要原因

（1）遺傳因素：在一些有癲癇病史或有先天性中樞神經系統、心臟畸形的患者家族中容易出現癲癇。分子遺傳學研究發現，一部分遺傳性癲癇的分子機制為離子通道或相關分子的結構或功能改變。

（2）腦損害與腦損傷：先天性腦發育異常，如大腦灰質異位症、腦穿通畸形、結節性硬化、腦面血管瘤病等，在胚胎發育中受到病毒感染、放射線照射或其他原因引起的胚胎發育不良可能引起癲癇。

腦血管病：腦出血、蜘蛛膜下腔出血、腦梗塞和腦動脈瘤、腦動靜脈畸形等。

辨證
疾病臨床表現及症狀

（1）全身強直，陣攣發作（大發作），突然意識喪失，繼之先強直後陣發性痙攣。常伴有尖叫、面色青紫、尿失禁、舌咬傷、口吐白沫等症狀。

（2）失神發作（小發作），突發性精神活動中斷，意識喪失，可伴隨肌肉陣發痙攣。

調理
日常護理要點

癲癇患者在日常生活中一定要做到飲食清淡，多食蔬菜水果，避免咖啡、可樂等興奮性飲料及辛辣食物，戒菸、戒酒。除此之外還要生活規律，按時休息，維持充足睡眠，避免熬夜、疲勞等；避免長時間看電視、打電動等；避免服用含有咖啡因、麻黃鹼的藥物，青黴素類或氟奎諾酮類藥物有時也可誘發發作。還需要注意的是癲癇患者是禁止駕駛汽車的，禁止在海邊或江河裡游泳，不宜在高空作業、不宜操作機器等。

看手診病
疾病手部特徵圖解展示

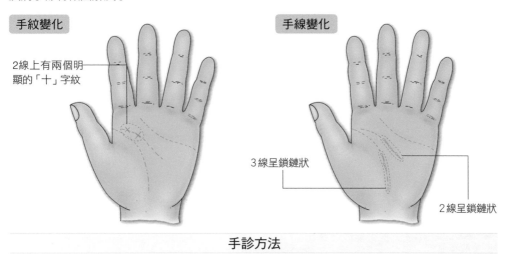

手紋變化

2線上有兩個明顯的「十」字紋

手線變化

3線呈鎖鏈狀

2線呈鎖鏈狀

手診方法

① 1、2、3線變淺，掌部細紋少。2、3線呈鎖鏈狀。

② 2線上有明顯的兩個「十」字紋，提示由頭痛引發的癲癇。

手療治病
疾病手部按摩療法圖解展示

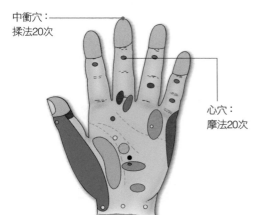

中衝穴：
揉法20次

心穴：
摩法20次

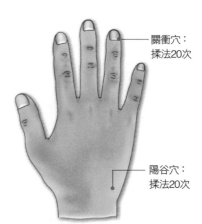

關衝穴：
揉法20次

陽谷穴：
揉法20次

部位	步驟	選穴	方法
手心	第一步	心穴	摩法20次
手背	第二步	關衝穴	揉法20次
手心	第三步	中衝穴	揉法20次
手背	第四步	陽谷穴	揉法20次

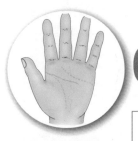

04 躁鬱症
穩定情緒、長期治療

躁鬱症手操療法

①

用木棒按向心方向均勻點狀刺激手掌中指。

②

五指散開,用木棒由上至下沿手掌橫屈紋用力刺激。

③

把5分硬幣橫放於食指與中指根部之間的指縫,並用兩指用力夾住。

循因
引起疾病的主要原因

病因尚未明確。除遺傳、心理壓力過大、精神刺激、遞質功能改變、神經內分泌失調等因素影響外,工作生活節奏快、人際關係緊張等也是重要原因。不良的環境刺激和生活事件可能誘發情感障礙的發作,如家庭關係不好、失戀、失業、長時期高度緊張的生活狀態等。遺傳因素在情感障礙發病中可能導致一種易感素質,而具有這種易感素質的人在一定的環境因素促發下發病。目前傾向認為,遺傳與環境因素在其發病過程中均有重要作用,遺傳因素的影響可能較為突出。

辨證
疾病臨床表現及症狀

躁鬱症的臨床主要特徵是情感的高漲或低落,伴有相應的思維行動改變。一般為發作性,緩解期正常,不導致人格缺損。此症的發作包括躁狂和抑鬱兩種形式,表現為異乎尋常的心情高興、輕鬆愉快、無憂無慮、笑容滿面、興高采烈,或者情緒低落、心情悲傷、低沉、鬱悶、不開心,對今後感到沒有信心甚至悲觀絕望,出現自傷、自殺觀念和行為。有患者甚至為一點小事或稍不遂意就大發脾氣(易激怒),在嚴重的易激怒情況下可能出現衝動行為。一部分患者兩種形式交替發作,稱作雙向型,而單一發作者,稱單向型。

調理
日常護理要點

躁鬱症患者在日常生活中應保持良好的心態和飲食習慣,少吃辛辣食物。麥苗茶和木耳豆腐湯都是適合躁鬱症患者的食物,可多服用。做法如下:

(1)麥苗茶:青麥苗適量,橘皮15克,苦菜9克,紅棗10枚。四味共煮,取汁,加白糖,溫服。

(2)木耳豆腐湯:木耳30克,豆腐3塊,胡桃7枚。用水燉,連湯帶渣服之。

看手診病
疾病手部特徵圖解展示

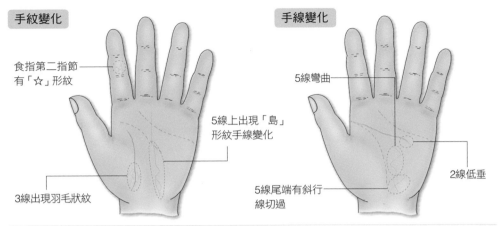

手紋變化

食指第二指節
有「☆」形紋

5線上出現「島」
形紋手線變化

3線出現羽毛狀紋

手線變化

5線彎曲

2線低垂

5線尾端有斜行
線切過

手診方法

① 2線低垂，5線彎曲且尾端有一紋線斜行走向小指，表示其人性情多疑，感情脆弱，經受不起挫折，易消沉而抑鬱寡歡，對周圍缺乏安全感。

② 食指第二指節有「☆」形紋，提示精神活動異常。3線出現羽毛狀紋，表明敏感易受刺激，多神經質。5線上出現「島」形紋，表明常發生較大情緒波動、精神受到刺激的疾病。

手療治病
疾病手部按摩療法圖解展示

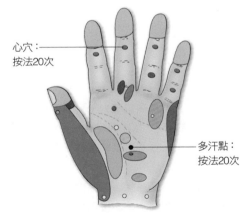

心穴：
按法20次

多汗點：
按法20次

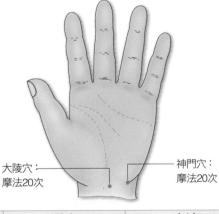

大陵穴：
摩法20次

神門穴：
摩法20次

部位	步驟	選穴	方法
手心	第一步	心穴	按法20次
	第二步	多汗點	按法20次
手心	第三步	大陵穴	摩法20次
	第四步	神門穴	摩法20次

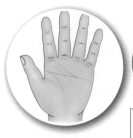

05 | 腦神經損傷
逐淤通絡、補脾益腎

腦神經損傷手操療法

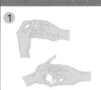
①

將雙手拇指指端相互擠壓，雙手四指彎曲相互插入對方的指縫。

②

把木棒夾在兩小指尖端之間，用指力擠壓。

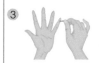
③

用木棒呈向心方向從小指尖端部沿掌骨線向下均勻點刺。

循因
引起疾病的主要原因

　　腦神經損傷的病變包括神經斷裂及神經挫傷，腦神經被骨折片、骨痂或血腫壓迫，導致出現相應的機能障礙。患者多為閉合傷，如牽拉、挫傷、擠壓傷和骨折脫位合併傷等，但開放傷如刀、玻璃等銳器傷和機器傷也不少見。

辨證
疾病臨床表現及症狀

　　（1）嗅神經損傷：常見於篩板、眶頂骨折，或額底腦挫（裂）傷時，表現為嗅球或嗅束損傷，腦脊液漏、一側或雙側嗅覺部分或完全喪失。

　　（2）視神經損傷：神經分為顱內段、骨管段、眶內段、球內段四部分，因此這些部分的顱腦損傷均有可能傷及視神經。患者傷後即出現視力下降甚至失明，直接光反射消失，間接光反射正常。

　　（3）面、聽神經損傷：不同時間出現面部癱瘓、同側舌前2/3味覺喪失、角膜炎、耳鳴、眩暈、神經性耳聾等表現。

調理
日常護理要點

　　預防腦神經損傷可食用咖哩，而且還能提高記憶力。日本武藏野大學和美國蘇柯（音譯）研究所共同研究證明，做咖哩時用的香料——薑黃產生的化合物具有提高記憶力的效果，並透過動物實驗得到了證實。

　　另一方面，在挑選腦神經再生藥物時還要注意這些藥物具備以下條件：①成分獨特：必須含有可激活神經幹細胞、修復受損神經組織並使之再生的獨有活性成分；②配方科學：神經再生必須在多種腦源性神經營養因子的作用下才能完成，只能從動物大腦中提取天然的腦蛋白類物質並輔以維生素等活性物質；③權威驗證：必須經過國內外多家醫療機構臨床驗證。

看手診病
疾病手部特徵圖解展示

手紋變化	手線變化

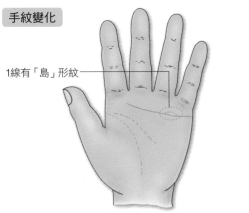

1線有「島」形紋

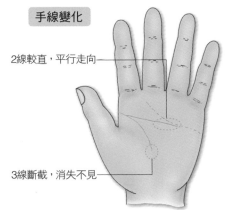

2線較直，平行走向

3線斷截，消失不見

手診方法

① 乾位近掌根凹陷且出現斑點者，容易發生腦部出血性疾病。

② 3線斷截、消失不見，2線較直、平行走向，則是腦中風、腦溢血徵兆。

③ 1線有「島」形紋，提示可能因腦血管瘤或腦血管畸形而發生意外。

手療治病
疾病手部按摩療法圖解展示

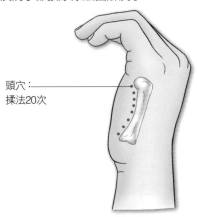

頭穴：
揉法20次

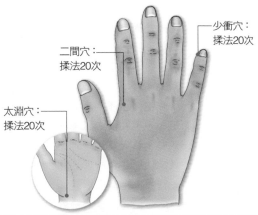

二間穴：
揉法20次

少衝穴：
揉法20次

太淵穴：
揉法20次

部位	步驟	選穴	方法
手側	第一步	頭穴	揉法20次
手背	第二步	二間穴	揉法20次
	第三步	少衝穴	揉法20次
手心	第四步	太淵穴	揉法20次

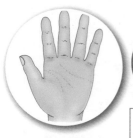

06 急性腦血管病
疏通經絡、活血化淤

急性腦血管病
手操療法

伸手掌,快速地緊縮除拇指之外四指,拇指緊緊搭在其餘四指上。

掌面朝外,把1角硬幣放在食指與中指指縫中,用力夾住,使硬幣稍微上下移動而不掉落。

五指散開,用木棒由上至下沿手掌橫屈紋用力刺激。

循因
引起疾病的主要原因

急性腦血管病可以是腦血管突然血栓形成,腦栓塞導致缺血性腦梗塞,也可以是腦血管破裂產生腦溢血。出血性腦血管病則由於高血壓、腦動脈粥狀硬化、先天性腦動脈瘤、腦血管畸形所致。

辨證
疾病臨床表現及症狀

頭暈頭痛、視力模糊、肢體偏癱或不自主抖動,嚴重者可出現失明、眩暈、嘔吐、四肢癱瘓。蜘蛛膜下腔出血主要是由動脈瘤、腦血管畸形或顱內異常血管網症等出血引起。腦出血好發部位為殼核、丘腦、尾狀核頭部、橋腦、小腦、皮質下白質及腦葉、腦室。

調理
日常護理要點

急性腦血管病患者在飲食和起居上都需要注意。飲食上多進食含蛋白質高的魚類、家禽、瘦肉等,盡量少吃含飽和脂肪酸高的肥肉、動物油脂以及動物的內臟等;控制食鹽的攝入,如使用脫水劑或是利尿劑,可適當增加攝入量;保證獲得足夠的維生素,每天應多吃新鮮蔬菜。

生活上不可整日臥床,臥床太久會使血流減慢而產生缺血性中風,也不利於中風後身體功能的逐漸恢復,可以做些力所能及的靜態活動;當天氣變冷時應多加衣服保暖,防止血管收縮,血壓升高,導致病情惡化;心理上調攝情緒,保持情緒穩定,謹防過度疲勞,切忌狂喜暴怒、憂鬱、悲傷、恐懼和受驚;最後還要控制危險因素,半年至一年做一次身體檢查,不要用保健品代替藥物治療,不要擔心服藥出現不良反應而擅自停服降血脂等藥物。

除以上幾點外,患者在日常生活中的小細節也需要注意,否則會影響到病症的康復:醒來時不要立刻離開被縟,請家人將室內變暖和;如廁時應穿著暖和;先讓浴室溫度上升後再入浴;外出時戴手套、帽子、圍巾、穿大衣等,注意保暖;洗臉、刷牙要用溫水。

看手診病
疾病手部特徵圖解展示

手紋變化

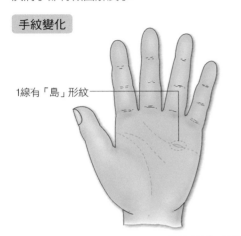

1線有「島」形紋

手線變化

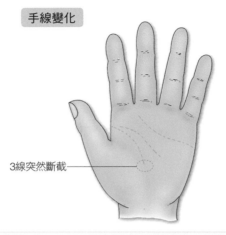

3線突然斷截

手診方法

① 2線和3線清晰，3線突然斷截，消失不見，則是腦中風、腦溢血徵兆。

② 1線有「島」形紋，提示可能因腦血管瘤或腦血管畸形而發生意外。

手療治病
疾病手部按摩療法圖解展示

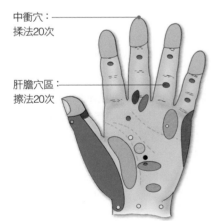

中衝穴：
揉法20次

肝膽穴區：
擦法20次

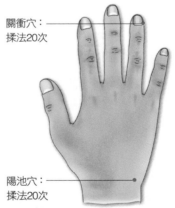

關衝穴：
揉法20次

陽池穴：
揉法20次

部位	步驟	選穴	方法
手心	第一步	肝膽穴區	擦法20次
手背	第二步	關衝穴	揉法20次
手心	第三步	中衝穴	揉法20次
手背	第四步	陽池穴	揉法20次

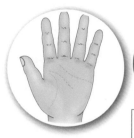

07 | 糖尿病
疏肝降糖、益氣養陰

糖尿病手操療法

兩掌相合，食指中指彎曲，無名指、小指相擠壓，並左右搖擺。

兩手掌向內交叉，兩手之間用力相互擠壓外推。

右手掌心向下，用左手指叉入右手五指縫中，可以隨意按壓。

循因
引起疾病的主要原因

（1）自身免疫系統缺陷：在糖尿病患者的血液中可查出多種自身免疫抗體，這些異常的自身抗體可以損傷人體胰島分泌胰島素的B細胞，使之不能正常分泌胰島素。

（2）遺傳因素：目前研究提示遺傳缺陷是糖尿病的發病基礎，這種遺傳缺陷表現在人第六對染色體的HLA抗原異常上。

（3）病毒感染可能是誘因：因為糖尿病患者發病之前的一段時間內常常得過病毒感染。

辨證
疾病臨床表現及症狀

臨床以高血糖為主要標誌，常見症狀有多飲、多尿、多食以及消瘦等。一些2型糖尿病患者症狀不典型，僅有頭昏、乏力等，甚至無症狀。還有的患者在發病早期或糖尿病發病前階段，出現午餐或晚餐前低血糖症狀。

調理
日常護理要點

糖尿病患者基礎治療最主要的是飲食治療。飲食治療的原則是：控制總熱量和體重。減少食物中脂肪，尤其是飽和脂肪酸含量，增加食物纖維含量，使食物中碳水化合物、脂肪和蛋白質的所占比例合理；控制總能量的攝入，合理均衡分配各種營養物質，維持合理體重。根據這兩條原則提出以下建議：①少吃點：積極控制飲食，按量吃，多吃粗糧，始終保持標準體重；②勤動點：每天堅持運動，做到有氧代謝，每天堅持按摩。

患者在出門運動時最好做以下準備：帶些糖塊，一旦出現頭暈等症狀，趕緊吃一塊水果糖或牛奶糖；患者最好根據自己的病情，準備一張健康卡片，卡片上應包括個人姓名和病情、家庭住址、親屬的聯繫方式、平時就診的醫院及醫生等資訊，萬一發生昏迷，周圍的人可根據卡片來幫忙。

看手診病
疾病手部特徵圖解展示

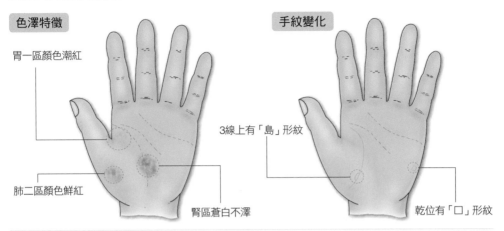

色澤特徵

胃一區顏色潮紅

肺二區顏色鮮紅

腎區蒼白不澤

手紋變化

3線上有「島」形紋

乾位有「口」形紋

手診方法

① 肺二區顏色鮮紅，按之不易退去，為多飲、煩渴為主的上消化道症狀。胃一區溫熱、潮紅，則是多食善飢的中消化道症狀。腎區蒼白不澤，為尿頻、尿多的下消化道症狀。

② 皮膚區乾燥，3線上有障礙線介入或出現「島」形紋，乾位色暗伴有「口」形紋。

手療治病
疾病手部按摩療法圖解展示

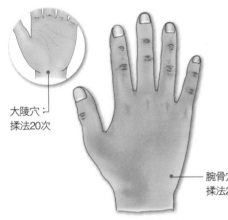
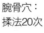

大陵穴：
揉法20次

腕骨穴：
揉法20次

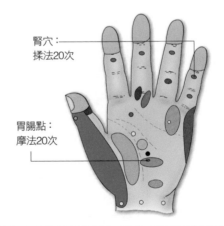

腎穴：
揉法20次

胃腸點：
摩法20次

部位	步驟	選穴	方法
手心	第一步	大陵穴	揉法20次
手背	第二步	腕骨穴	揉法20次
手心	第三步	胃腸點	摩法20次
	第四步	腎穴	揉法20次

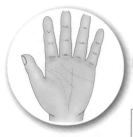

08 甲狀腺亢進
疏肝理氣、寧心安神

概念

甲狀腺亢進，是由多種原因引起的甲狀腺激素分泌過多所致的一種內分泌病症。臨床上以瀰漫性甲狀腺腫大伴甲狀腺功能的亢進和結節性甲狀腺腫大伴甲狀腺功能亢進占絕大多數。

甲狀腺亢進手操療法

用木棒呈向心方向從小指尖端部沿掌骨線向下均勻點刺。

把5分硬幣橫放於食指與中指根部，並用兩指用力夾住。

③

把兩個圓球相互靠緊放在手心，用指力旋轉兩球。

循因
引起疾病的主要原因

　　甲狀腺亢進病的誘發與自身免疫、遺傳和環境等因素有密切關係。

　　（1）自身免疫因素和遺傳因素：前者的發生、發展過程迄今尚不清楚。後者的背景和遺傳的方式也未被闡明。

　　（2）環境因素：例如創傷、精神刺激、感染等都可能誘發甲狀腺亢進。

辨證
疾病臨床表現及症狀

　　表現為多食、消瘦、畏熱、多汗、心悸、激動等高代謝症候群，神經和血管興奮增強，以及不同程度的甲狀腺腫大和眼突、手顫、頸部血管雜音等特徵，嚴重的可出現甲狀腺亢進危象、昏迷甚至危及生命。老年甲狀腺亢進的表現多不典型，常有淡漠、厭食、明顯消瘦，容易被誤診為癌症。

調理
日常護理要點

　　情緒因素可引起甲狀腺亢進的發病，《濟生方・瘦瘤論治》中說：「夫瘦瘤者，多由喜怒不節，憂思過度，而成斯疾焉。」所以，要預防甲狀腺亢進，首先我們在日常生活中應保持精神愉快、心情舒暢；其次避免刺激性食物，均衡飲食，合理安排作息時間，提高自身的免疫力和抗病能力。早期的甲狀腺亢進要及時進行治療，根據併發症發生的規律，採取預防性措施，防止併發症的發生，控制疾病的轉變。初癒階段，藥物、飲食、精神、藥膳等要綜合調理，並要定期檢查，認真監控，以防止疾病復發。另一方面，在調養過程中，患者的飲食尤其重要。患者在服藥期間的飲食應注意：①忌辛辣食物，如辣椒、生蔥、生蒜等；②忌海味，如海帶、海蝦、白帶魚等。

看手診病
疾病手部特徵圖解展示

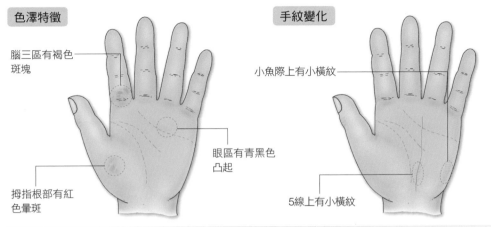

色澤特徵

腦三區有褐色斑塊

拇指根部有紅色暈斑

眼區有青黑色凸起

手紋變化

小魚際上有小橫紋

5線上有小橫紋

手診方法

① 腦三區可見褐色斑塊，眼區有青黑色凸起，拇指根部散佈紅色暈斑，則提示心火旺，有心悸、心搏過速等症。

② 小魚際和5線上出現許多細小橫紋且2線較淡，表明患者精神緊張，情緒易激動，多疑。

手療治病
疾病手部按摩療法圖解展示

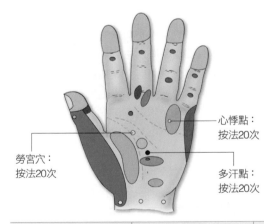
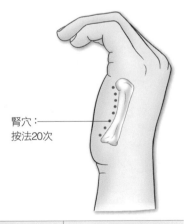

勞宮穴：
按法20次

心悸點：
按法20次

多汗點：
按法20次

腎穴：
按法20次

部位	步驟	選穴	方法
手心	第一步	勞宮穴	按法20次
	第二步	心悸點	按法20次
	第三步	多汗點	按法20次
手側	第四步	腎穴	按法20次

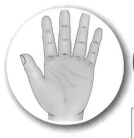

09 更年期症候群
調理衝任、平衡陰陽

概念

女性卵巢功能逐漸衰退的時期,也是從生育期向老年期過渡的一段時期被稱作更年期。更年期症候群是指一部分女性在自然停經後,由於卵巢功能衰退,所引起的生理變化和自主神經功能紊亂為主的症候群。

更年期症候群手操療法

① 食指外搭在中指背上,由上向下極力按壓。

② 兩手握拳,拳心朝下,使掌骨突起處和對拳凹陷處貼緊壓迫。

用木棒按向心方向均勻點狀刺激手掌中指。

循因
引起疾病的主要原因

更年期女性,由於卵巢功能減退,垂體功能亢進,分泌過多的性腺激素,引起自主神經功能紊亂,從而出現一系列程度不同的症狀。

辨證
疾病臨床表現及症狀

表現為額面、頸部及胸背部的皮膚潮紅、心率加快、情緒不穩定、易激動、思想不集中、失眠、多慮、緊張或抑鬱、煩躁不安、失眠多夢、頭痛、腰腿痛、眩暈耳鳴、血壓波動、頻尿、尿失禁、骨質疏鬆、腰背痛、易骨折、生殖器官不同程度萎縮、乳房下垂和萎縮,以及月經週期延長和經量逐漸減少;或月經週期縮短,經量增多;或週期、經期、經量都不規則;或驟然停經。

調理
日常護理要點

患有更年期症候群的女性多數是由於身體不能很快適應,症狀比較明顯,但一般並不需特殊治療,只要在平時的生活中注意飲食的調養,就會自然過渡。值得注意的是男性也會患有更年期症候群,只是症狀不如女性明顯,一般表現為記憶力減退、注意力不集中、睡眠減少、抑鬱、焦慮、易怒、多疑、神經質等。到醫院後先做全身檢查,排除其他疾病因素,再做激素測定、血液化學和醫學影像學檢查等,來判定是否得了更年期症候群。

在平日的飲食中可以多食能夠安神平燥的食品,比如:

(1)蓮子百合粥:蓮子、百合、粳米各30克同煮。每日早晚各服1次。適用於停經前後伴有心悸不寐、怔忡健忘、肢體乏力、皮膚粗糙等症狀者。

(2)甘麥飲:小麥30克,紅棗10枚,甘草10克,水煎。每日早晚各服1次。適用於停經前後伴有潮熱出汗、煩躁心悸、憂鬱易怒、面色無華等症狀者。

看手診病
疾病手部特徵圖解展示

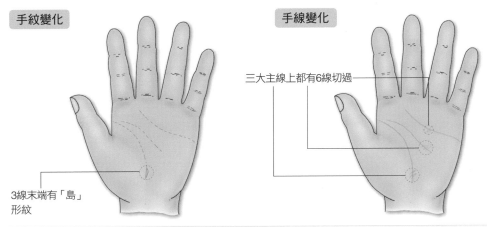

手紋變化

手線變化

三大主線上都有6線切過

3線末端有「島」
形紋

手診方法

① 1線、2線和3線這三大主線都有6線穿過，6線淺淡細長，提示患者情緒不穩定，煩躁不安，失眠多夢。

② 3線末端有一個大「島」形紋，提示頭痛、腰腿痛信號。

手療治病
疾病手部按摩療法圖解展示

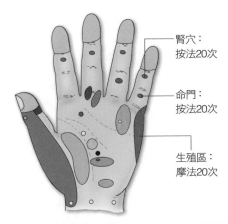

腎穴：
按法20次

命門：
按法20次

生殖區：
摩法20次

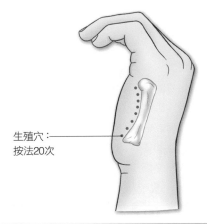

生殖穴：
按法20次

部位	步驟	選穴	方法
手心	第一步	腎穴	按法20次
	第二步	命門	按法20次
	第三步	生殖區	摩法20次
手側	第四步	生殖穴	按法20次

頸椎區

頸椎區位置及顏色

　　頸椎區位於拇指掌指褶紋處。此區出現突出於皮膚的白色硬結，提示患有頸椎增生。當頸椎增生引起頭部供血不足時，此區會出現蒼白色。若頸椎區的顏色呈暗咖啡色，一般表示患者患有受風性、阻滯性疼痛症。

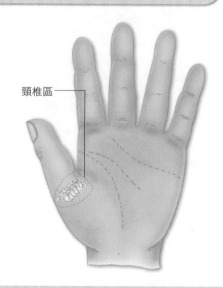

頸椎區

頸椎區病理變化

　　頸椎病是一種綜合徵，又稱頸椎症候群。此病是一種常見病、多發病，好發於40～60歲之間的成人，男性多於女性。它常見於中老年人，現在青年人中也越來越多見此病。此病是由於人體頸椎間盤逐漸地發生退化性病變、頸椎骨質增生或頸椎正常生理曲線改變後引起的一種綜合症狀。其主要累及頸椎椎間盤和周圍的纖維結構，伴有明顯的頸神經根和脊髓性變。本病主要的臨床症狀有頭、頸、臂、手及前胸等部位的疼痛，並可有進行性肢體感覺及運動障礙，重者可致肢體軟弱無力，甚至大小便失禁、癱瘓，累及椎動脈及交感神經則可出現頭暈、心慌、心悸等相應的表現。其症狀有的可以自行減輕或緩解，也可能反覆發作。個別病例症狀頑固，影響生活及工作。

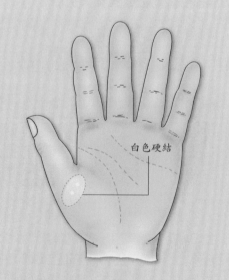

白色硬結

頸椎區出現突出於皮膚的白色硬結，提示患有頸椎增生。當頸椎增生引起頭部供血不足時，此區表現為蒼白色。

腰椎區

腰椎區位置

　　腰椎區位於無名指與小指指縫下，1線的下緣。此區主要反映腰、腰肌及腰骶椎的病變。

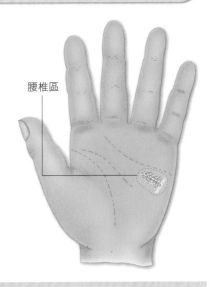

腰椎區

腰椎區病理變化

　　腰椎增生的腰痛在此區會出現凌亂的「十」字紋。腰椎增生是一種病程較長、時輕時重、反覆發作的慢性疾病，會出現腰背部痠痛、僵硬等症狀。隨著病情加重，疼痛也更強烈。這是一種全身性的病變，還可引起其他部位產生不同的症狀。由於骨關節病的病因複雜，會影響身體其他部位，而且晚期治療辦法有限，因此提倡早期預防和治療。

　　過分延長的11線下垂到腰椎區，提示患有腎虛引起的腰痛。中醫所說「腎虛」中的「腎」不僅指腎的實體，還包括西醫中所指的泌尿生殖系統功能和內分泌、神經系統部分功能。所以「腎虛」是指身體功能或物質的衰減。腎虛主要症狀為：腰痠腿軟、失眠多夢、免疫力低、胸悶氣短、精神不濟等。具有上述症狀的人應根據自身的狀況，食用一些具有補腎壯腰、強筋健骨作用的食品。

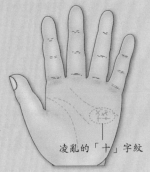

凌亂的「十」字紋

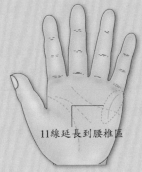

11線延長到腰椎區

腰椎區出現凌亂的「十」字紋，提示患有腰椎增生引起的腰痛。

過分延長的11線下垂到腰椎區，提示患有腎虛引起的腰痛。

下肢關節區

下肢關節區位置及手紋含義

下肢關節區位於腕橫紋中部上方0.5公分處。下肢關節區出現雨傘形紋，或許多散亂細小的紋理，或白、暗黃色凸起，都提示患有膝關節炎。同時，手掌的大小魚際肌肉會出現鬆軟凹陷，或耳朵僵硬而不易揉動。除此之外，還可發現鼻骨彎曲，觸摸時手感不平整。這些旁徵都能幫助確診是否患有關節炎。並且可以根據鼻骨彎曲向哪一側，以判斷哪一側關節的畸變更明顯。

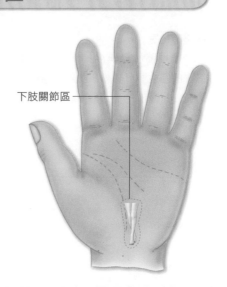

下肢關節區

下肢關節區病理變化

一般認為，膝關節炎是膝關節長期負重、磨損的結果。其典型症狀為：膝關節疼痛、腫脹、僵硬。據統計患有此病的人女性遠多於男性，可能與停經後內分泌紊亂有關。此外家族遺傳也是一個重要因素。

由於膝關節炎是關節退化引起的病變，目前為止，除膝關節置換手術外，中西醫都還沒有藥物或方法能達到理想的治療效果。因此治療只能改善症狀，減輕痛苦，提高生活品質，而且必須堅持醫治才能達到比較理想的效果。

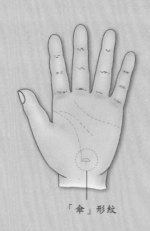

「傘」形紋

此區出現「傘」形紋，提示患有膝關節炎。

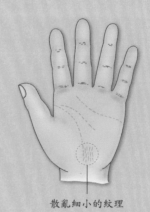

散亂細小的紋理

若有許多散亂細小的紋理，表示可能患有膝關節炎。

Chapter 6
手診手療消化系統疾病

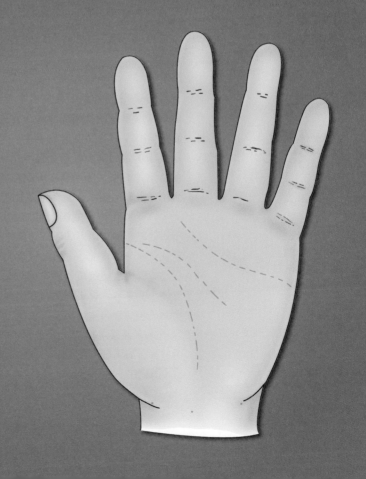

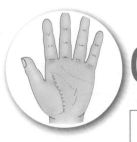

01 慢性胃炎
疏肝理氣、活血暖胃

慢性胃炎手操療法

① 用牙刷橫向平刷手掌腕橫紋內側，左右刷30次。

② 兩手拇指相抵，右食指勾住左中指，右中指勾左無名指，右小指壓住左小指。

③ 左手五指套住右手拇指根部，呈離心方向用力地緩慢拔伸。

循因
引起疾病的主要原因

　　慢性胃炎是由各種病因引起的胃黏膜慢性發炎。長期、大量地飲酒和吸菸，飲食無規律，食物過冷或過熱、過粗糙堅硬，濃茶、咖啡等都易誘發胃炎或加重病情。飲食不衛生造成胃黏膜受到幽門螺旋桿菌的感染所致的慢性胃炎不易痊癒。

辨證
疾病臨床表現及症狀

　　不少患者無明顯症狀出現。一般的常見症狀為進食後上腹部不適或疼痛，亦可表現為無規律的陣發性或持續性上腹部疼痛。必要時可藉由胃鏡結合胃黏膜切片確診。

調理
日常護理要點

　　慢性胃炎患者需要注意生活中各方面細節，養成良好的生活習慣和飲食習慣有助於身體的調理。首先是飲食應有節律，切忌暴飲暴食及食無定時；其次是注意飲食衛生，杜絕外界微生物對胃黏膜的侵害；最後盡量做到進食較精細易消化、富有營養的食物。與此同時，還要保持精神愉快。因為精神抑鬱或過度緊張、疲勞，都會造成幽門括約肌功能紊亂，使膽汁倒流而發生慢性胃炎。

　　患者在培養良好習慣的同時，也要注意預防。預防遠比治療更重要，所以要盡量遵守以下的原則。首先是忌菸酒。因為菸草中的有害成分能促使胃酸分泌增加，對胃黏膜產生有害的刺激作用，而且過量吸菸還會引起膽汁倒流。過量飲酒或長期飲用烈酒會使胃黏膜充血、水腫、甚至糜爛，提高慢性胃炎的發病率。其次是用藥前一定要遵從醫囑。有些患者由於疾病原因濫用損害胃黏膜的藥物，長此以往便會引起慢性胃炎或胃潰瘍。最後，飲食上要合理，忌過酸、過辣等刺激性及生冷食物，這些都會對胃部產生刺激，不利於慢性胃炎的防治。

看手診病
疾病手部特徵圖解展示

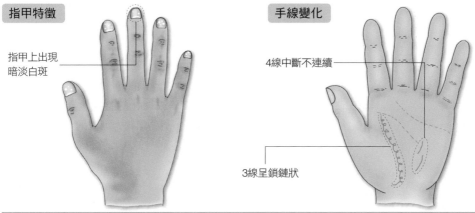

指甲特徵	手線變化

指甲上出現暗淡白斑

4線中斷不連續

3線呈鎖鏈狀

手診方法

① 指甲上可出現暗淡白斑。患者多為烏骨型手（五指併攏，手型如烏賊骨樣），指甲脆弱易裂，沒有光澤。

② 胃一區有固定侷限性黑色斑塊，按壓可產生脹痛。肝區青暗不潤，有的凹陷無肉，青筋浮起；腎區暗淡無光。

③ 明堂發暗，艮位紋理散亂，皮膚粗糙，有橢圓形暗色呈現。

④ 3線呈鎖鏈狀，4線中斷不連續。

手療治病
疾病手部按摩療法圖解展示

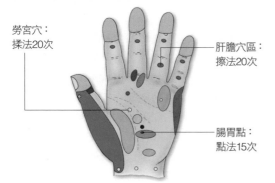

勞宮穴：
揉法20次

肝膽穴區：
擦法20次

腸胃點：
點法15次

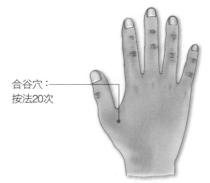

合谷穴：
按法20次

部位	步驟	選穴	方法
手心	第一步	腸胃點	點法15次
	第二步	肝膽穴區	擦法20次
	第三步	勞宮穴	揉法20次
手背	第四步	合谷穴	按法20次

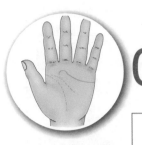

02 | 胃下垂
健補脾胃、昇陽舉陷

胃下垂手操療法

右手掌心向外伸掌，左手保持橫握固定右手腕部，右手掌順時針、逆時針旋轉各10次。

右手拇指、食指揪捏左手小指掌骨延伸線直至腕橫紋處的皮膚。

兩手掌心向上，掌跟相抵，兩手前後相互摩擦，不限次數。

循因
引起疾病的主要原因

該病的發生多是由於橫膈肌懸吊力不足，肝胃、腹膜韌帶功能減退而鬆弛，腹內壓下降及腹肌鬆弛等因素，加上體型或體質等因素，使胃呈極底低張的魚鉤狀，即為胃下垂所見的無張力型胃。

辨證
疾病臨床表現及症狀

輕度胃下垂者一般無症狀；胃下垂明顯者有上腹不適、飽脹、飯後明顯伴有噁心、噯氣、厭食、便秘等，有時腹部有深部隱痛感，常於餐後、站立及勞累後加重。長期胃下垂者常有消瘦、乏力、心悸等症狀。患者的便秘多為頑固性，可能由於同時有橫結腸下垂，使結腸肝曲與脾曲呈銳角，而致通過緩慢。由於胃下垂的多種症狀長期折磨患者，使其精神負擔過重，因而產生失眠、頭痛、頭昏、遲鈍、抑鬱等神經精神症狀。還可能有低血壓、心悸以及站立性昏厥等表現。

調理
日常護理要點

治療胃下垂的關鍵是增強體質，改善營養，加強對腹部肌肉的鍛鍊。胃下垂患者的體能鍛鍊應以氣功和醫療體操為主，散步、慢跑、保健按摩、打太極拳等亦可配合進行。練氣功時可以躺在床上，以仰臥為主，動作要柔和、輕緩，肌肉放鬆，保持安靜。氣功可以改善全身症狀，補脾胃元氣之不足，同時透過橫膈肌的運動，促進胃腸蠕動，提高胃腸平滑肌的張力，使消化吸收功能增強，食慾增進。

患者在增強體質的同時，也應該注意培養健康的飲食習慣。首先是少量多餐，以每日4～6餐為合適。其次是細嚼慢嚥，因為胃下垂患者的胃壁張力減低，細嚼慢嚥有利於消化吸收及增強胃蠕動和促進排空速度，緩解腹脹不適。再次是減少刺激性食物的攝入，例如辣椒、薑、過量的酒精、咖啡等。最後要注意的是，患者飲食的攝入應該營養均衡，防止身體由於消化吸收不好產生營養失衡。

看手診病
疾病手部特徵圖解展示

手線變化

1線在中指下
有下行弧走

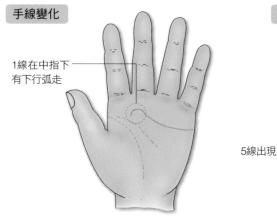

手紋變化

5線出現「島」形紋

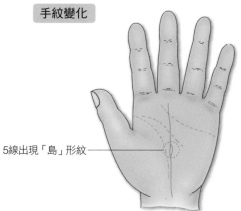

手診方法

① 中指指甲有烏黑色縱線紋，甲根皮膚變皺，提示胃下垂病情較重。

② 1線在無名指或中指下有下行弧走，使手掌鹼區增大，提示有胃下垂。

③ 5線末頂端如羽毛球拍樣長豎「島」型紋出現，提示有胃下垂。

手療治病
疾病手部按摩療法圖解展示

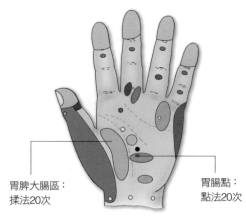

胃脾大腸區：
揉法20次

胃腸點：
點法20次

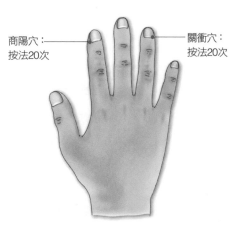

商陽穴：
按法20次

關衝穴：
按法20次

部位	步驟	選穴	方法
手心	第一步	胃腸點	點法20次
	第二步	胃脾大腸區	揉法20次
手背	第三步	關衝穴	按法20次
	第四步	商陽穴	按法20次

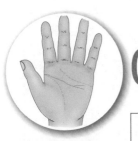

03 消化性潰瘍
行氣解鬱、補脾溫中

消化性潰瘍手操療法

①

兩掌均勻用力對抗擠壓。

②

左手掌心向上，五指散開，右手掌從後面叉入左手五指縫中，手指內收用力點按左手。

 ③

右手掌心向下，左手指叉入右手五指縫中用力擠壓。

循因
引起疾病的主要原因

近年來的實驗與臨床研究顯示，胃酸分泌過多、幽門螺旋桿菌感染和胃黏膜保護作用減弱等因素是引起消化性潰瘍的主要原因。胃排空延緩和膽汁倒流、胃腸肽的作用、遺傳因素、藥物因素、環境因素和精神因素等，都和消化性潰瘍的發生有關。

辨證
疾病臨床表現及症狀

本病症狀的主要特點是：慢性、週期性和節律性中上腹疼痛，進餐後1～2小時發作，持續1～2小時胃排空後緩解。十二指腸潰瘍多於空腹時發生，進食後緩解。除此之外，有唾液分泌增多、燒心、反胃、嘈酸、噯氣、噁心、嘔吐等其他胃腸道症狀。食慾多保持正常，但偶而因食後疼痛發作而懼食，以致體重減輕。全身症狀可能出現失眠等精神官能症的表現，或有緩脈、多汗等自主神經系統不平衡的症狀。

調理
日常護理要點

消化性潰瘍患者在生活中需要從不同的方面進行調理。首先是精神方面。患者精神緊張，長期抑鬱、焦慮或精神創傷後，易患潰瘍病，所以保持良好的心態是防治消化性潰瘍的關鍵。其次是忌過度疲勞。如果疲勞過度，就會引起胃腸供血不足，胃酸過多而黏液減少，使黏膜受到損害，從而引起消化性潰瘍。再次是對不健康的生活方式說不，比如酗酒無度和嗜菸成癖。酒精本身可直接損害胃黏膜，還能引起肝硬化和慢性胰腺炎，會加重胃的損傷，而吸菸則會刺激胃酸和蛋白酶的分泌，加重對黏膜的破壞。因此，健康的生活方式是治癒消化性潰瘍的有效方法。

看手診病

疾病手部特徵圖解展示

手紋變化

震位有「米」字紋與
長葉狀小「島」形紋

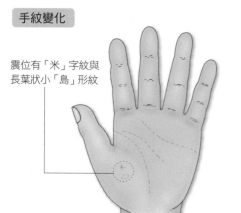

手線變化

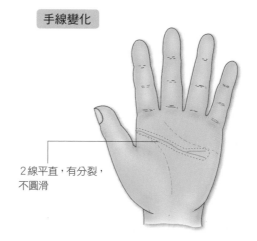

2線平直,有分裂,
不圓滑

手診方法

① 2線平直,有分裂,不圓滑。

② 震位有「米」字紋與長葉狀小「島」形紋,有紅色斑點。

手療治病

疾病手部按摩療法圖解展示

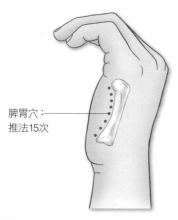

脾胃穴:
推法15次

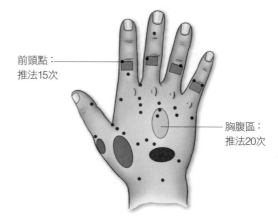

前頭點:
推法15次

胸腹區:
推法20次

部位	步驟	選穴	方法
手側	第一步	脾胃穴	推法15次
手背	第二步	前頭點	推法15次
	第三步	胸腹區	推法20次

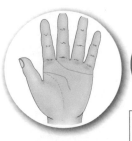

04 | 胃、十二指腸潰瘍
調整腸胃氣機

胃、十二指腸潰瘍
手操療法

把圓球放在手心，用五指指力使其旋轉但不相互接觸。

把手錶或鬆緊帶戴在手掌上，使手伸縮帶動手錶或鬆緊帶伸縮。

兩掌相對中心空如球狀，十指指尖用力相抵。

循因
引起疾病的主要原因

　　十二指腸潰瘍是發生在十二指腸部位的侷限性組織缺失，造成黏膜和黏膜下層以及肌層的非特異性潰瘍。正常人的胃、十二指腸的黏膜足以抵抗胃酸及胃蛋白酶的侵蝕，但是當某些因素損害了其中某環節，就可能發生胃酸及蛋白酶侵蝕自身黏膜而導致潰瘍的形成。

辨證
疾病臨床表現及症狀

　　（1）柏油樣便和嘔血：嘔血多指十二指腸以上消化道出血，而柏油樣便在消化道任何部位均可出現，但有嘔血者必然有柏油樣便。

　　（2）休克：失血過多時，出現休克，面色蒼白、口渴、脈搏細快。

　　（3）貧血：大量出血，血紅素、紅血球計數和紅血球壓積均下降。

調理
日常護理要點

　　胃、十二指腸潰瘍患者在生活中需要從以下幾個方面進行調理。第一是患者的飲食烹調要恰當，最好以蒸、燒、炒、燉等方法為準，以清淡為主，少量的生薑和胡椒可暖胃和增強胃黏膜的保護作用。煎、炸、煙燻等方法做出來的飯菜不易消化，會影響潰瘍面的癒合。第二是忌吃刺激性的食物。這裡的刺激性食物包括刺激胃酸分泌的食物，如肉湯、生蔥、生蒜、咖啡、酒、濃茶等，或者冰凍、過熱的食物。這些都會刺激潰瘍面，從而加重病情。第三是患者的飲食要加強營養。食材多選用易消化，含有蛋白質和熱量以及維生素的食物。同時還可以多吃富含維生素的蔬菜和水果，這些都有助於幫助潰瘍面的癒合。最後，患者還應該多食用有潤腸效果的食物，防止大便乾燥。

看手診病
疾病手部特徵圖解展示

手紋變化

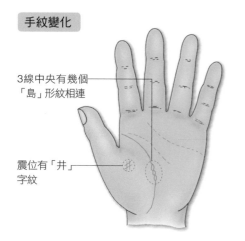

3線中央有幾個「島」形紋相連

震位有「井」字紋

手線變化

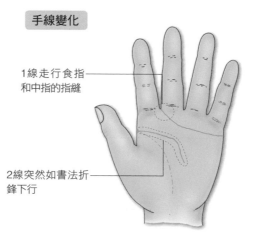

1線走行食指和中指的指縫

2線突然如書法折鋒下行

手診方法

① 1線走行食指和中指的指縫，2線突然如書法折鋒下行，提示長期消化功能差。

② 3線中央有幾個「島」形紋相連，震位有「井」字紋，提示十二指腸潰瘍信號。

手療治病
疾病手部按摩療法圖解展示

前頭點：掐法20次

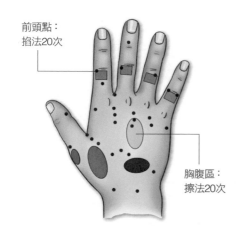

胸腹區：擦法20次

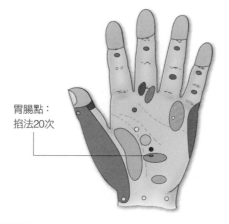

胃腸點：掐法20次

部位	步驟	選穴	方法
手背	第一步	胸腹區	擦法20次
	第二步	前頭點	掐法20次
手心	第三步	胃腸點	掐法20次

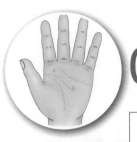

05 膽結石
利膽排石、益脾止痛

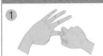

膽結石手操療法

右手五指套住左手食指根部，呈離心方向用力緩慢拔伸。

一手拇指及食指捻按另一手的食指掌根部。

一手拇指及食指捻按另一手的食指指尖部。

循因
引起疾病的主要原因

（1）膽汁中的膽固醇或鈣過於飽和。

（2）溶質從溶液中成核並呈固體結晶狀而沉澱。

（3）結晶體聚集和融合以形成結石，結晶物遍佈於膽囊壁的黏液、凝膠裡增長和集結，膽囊排空受損害時有利於膽結石形成。

辨證
疾病臨床表現及症狀

（1）通常膽囊結石在早期沒有明顯症狀，大多數是在常規體檢中發現。有時伴有輕微不適，可能會被誤認為是胃病，而沒有及時就診。

（2）部分單發或多發的膽囊結石，在膽囊內自由存在，不易發生嵌頓，很少產生症狀，被稱為無症狀膽囊結石。

（3）膽囊內的小結石可嵌頓於膽囊頸部，引起臨床症狀，尤其在進食油膩飲食後膽囊收縮，或睡眠時由於體位改變，使症狀加劇。

（4）當膽結石嵌於膽囊頸部時，造成急性梗塞，導致膽囊內壓力增高，膽汁不能通過膽囊頸和膽囊管排出，從而引起臨床症狀，通常表現為膽絞痛。呈持續性右上腹痛，陣發性加劇，往往會伴有噁心、嘔吐。

（5）如果膽囊結石嵌頓持續不緩解，膽囊會繼續增大，甚至會合併感染，惡化為急性膽囊炎。

調理
日常護理要點

膽結石患者需要在生活和飲食上進行調理，養成健康的生活、飲食習慣。

首先是養成定時進餐的習慣，這樣能促進膽汁的排出和更新。

其次是患者的飲食結構不要太單一。要葷素菜搭配，粗細糧混吃，適當調節，進食量也要符合生理特點，多吃新鮮的蔬菜和水果，減少高熱量食物的攝入。同時還要避免不合理的快速減肥。

最後，患者還應積極參加體育活動，增強內臟功能，防止膽汁淤滯。

看手診病
疾病手部特徵圖解展示

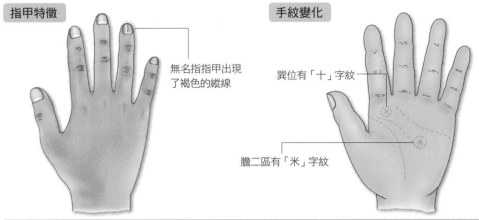

指甲特徵

無名指指甲出現了褐色的縱線

手紋變化

巽位有「十」字紋

膽二區有「米」字紋

手診方法

① 無名指指甲出現了褐色的縱線，提示應積極防治膽結石病的發生。

② 巽位紋理紊亂呈網狀，有「十」字紋、「井」字紋或「田」字紋。膽二區有「米」字紋。提示除患膽結石外，還有嚴重的失眠。

手療治病
疾病手部按摩療法圖解展示

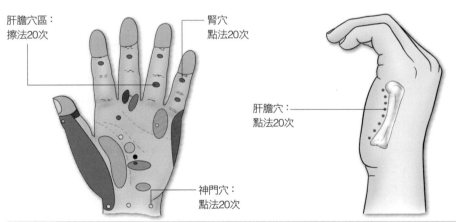

肝膽穴區：
擦法20次

腎穴
點法20次

肝膽穴：
點法20次

神門穴：
點法20次

部位	步驟	選穴	方法
手心	第一步	肝膽穴區	擦法20次
	第二步	腎穴	點法20次
	第三步	神門穴	點法20次
手側	第四步	肝膽穴	點法20次

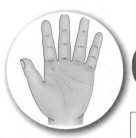

06 膽囊炎
疏肝利膽、退熱止痛

膽囊炎手操療法

手平伸手心朝外，迅速縮回大拇指、中指、無名指和小指，只留食指呈現「一」字姿勢。

先做「二」字手勢，然後迅速伸直無名指，做10次。

中指外搭在食指背上，由上向下極力按壓。

循因
引起疾病的主要原因

大多是由膽囊結石引起的，當膽囊管梗塞後，膽汁濃縮，濃度高的膽汁酸鹽會損害膽囊黏膜上皮，引起炎症的變化。還有部分患者患病原因是由於大腸桿菌、產氣莢膜桿菌及綠膿桿菌等細菌的入侵而引起的。少部分的急性膽囊炎則是由於創傷、化學刺激所致。

辨證
疾病臨床表現及症狀

急性膽囊炎主要表現為突然右上腹疼痛、發燒、發冷、噁心、嘔吐，有的還可能出現黃疸，易出現休克症狀。膽石症，多見於中年肥胖女性。慢性膽囊炎臨床表現一般不明顯，可出現輕重不一的腹脹，上腹部或右上腹部不適，持續鈍痛或右肩胛區疼痛，胃部灼熱、噯氣、返酸等消化不良症狀。在進食油脂類食物後，症狀可加劇。

調理
日常護理要點

由於膽囊炎大多是由膽囊結石引起的，而結石的形成則是由多方面原因導致，因此培養患者健康的生活方式有助於預防病情的惡化或改善患者的體質。首先，在患者的飲食上應該攝入豐富的維生素，尤其是維生素A、維生素C以及維生素E等。其次，患者可適量食用膳食纖維，以刺激腸蠕動，預防膽囊炎發作。再次，可採取少量多餐的方式進食，這樣可反覆刺激膽囊收縮，促進膽汁排出，達到引流目的。最後，還要對患者的飲食進行適當烹調，宜採用煮、燒、滷、蒸、汆、燴、燉、燜等烹調方法，忌用熘、炸、煎等烹調方法。因為高溫油脂中，含有丙烯醛等裂解產物，會刺激膽道，引起膽道痙攣急性發作。值得注意的是，在患者急性發作膽絞痛時應予禁食，可由靜脈補充營養。

看手診病
疾病手部特徵圖解展示

色澤特徵　　　　　　　　　　**手紋變化**

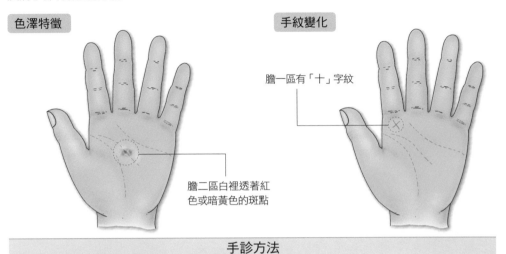

膽一區有「十」字紋

膽二區白裡透著紅
色或暗黃色的斑點

手診方法

① 膽二區有白裡透著紅色或暗黃色的斑點。

② 膽一區紋理紊亂，呈網狀，有「十」字紋或是「井」字紋。

手療治病
疾病手部按摩療法圖解展示

肝膽穴區：
摩法20次

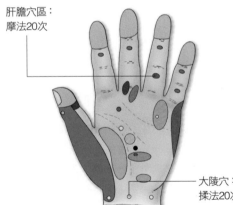
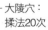

關衝穴：
揉法20次

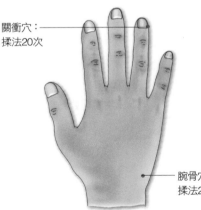

大陵穴：
揉法20次

腕骨穴：
揉法20次

部位	步驟	選穴	方法
手心	第一步	肝膽穴區	摩法20次
手背	第二步	關衝穴	揉法20次
手心	第三步	大陵穴	揉法20次
手背	第四步	腕骨穴	揉法20次

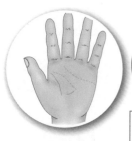

07 | 肝硬化
疏肝健脾、活血化淤

概念

肝硬化是一種常見的，由不同病因引起的慢性、進行性、瀰漫性肝病。多數可維持多年而不發展，少數則逐步或迅速惡化發展成晚期肝硬化。

肝硬化手操療法

先伸出食指，然後突然伸出中指與食指併攏，呈現「二」字姿勢。

五指微屈，呈空心握拳狀，拇指對擠食指。

右手拇指和食指捻按左手食指第一指關節。

循因
引起疾病的主要原因

（1）B型肝炎一般經過慢性活動性肝炎階段發展至肝硬化，它是肝硬化的主因。

（2）飲酒量和時限同肝硬化的發病率有直接關係，長期飲酒者極易發展為酒精性肝硬化。

（3）血吸蟲排卵於肝臟內的匯管區，造成局部阻塞而續發匯管區發炎及肉芽腫，並導致廣泛纖維化，最終使肝臟硬化。

（4）膽汁性肝硬化在中國多續發於肝外膽管狹窄梗塞。

辨證
疾病臨床表現及症狀

肝硬化早期患者可無明顯症狀，或僅有一般的食慾減退、乏力、上腹不適等非特徵性症狀。在病程晚期時，由於肝硬化的進展，肝功能明顯受損，逐漸出現代償不全的症狀。患者的健康減退、噁心、嘔吐、腹脹、上腹不適或隱痛。肝脾腫大，肝質地較硬。隨病情進展，肝臟功能減退，喪失代謝能力。出現門脈高壓、脾功能亢進、胃底靜脈曲張、免疫功能異常，內分泌失調。

調理
日常護理要點

肝硬化患者在日常生活中可以採用合理的食療方法對身體進行調理。在進行食療調理的過程中需要注意以下幾點：首先是治療肝硬化必須有充足的蛋白質，以保護肝細胞，並修復與再生肝細胞；其次是每日供給適量碳水化合物，可防止毒素對肝細胞的損害；脂肪能增加食物味道，過少則有礙食慾，所以不能過分限制，但也不宜過高；再次宜多吃豬瘦肉、牛肉、羊肉、魚、蝦等富含鋅的食物，增強鋅的供給量，以此加強對肝臟的保護；最後肝硬化患者應食用細軟易消化的半流質食物，並遵循少量多餐的原則。

看手診病
疾病手部特徵圖解展示

手紋變化

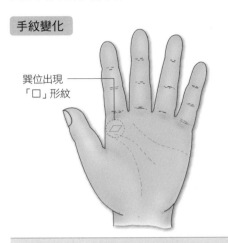

異位出現
「口」形紋

手線變化

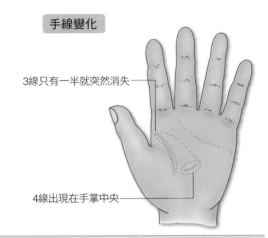

3線只有一半就突然消失

4線出現在手掌中央

手診方法

① 3線只走到全程的一半。短而變色的4線出現在掌中央，表明病情嚴重。

② 食指下的異位出現「口」形紋，提示肝硬化進一步嚴重。

手療治病
疾病手部按摩療法圖解展示

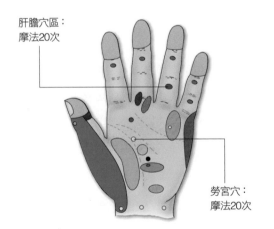

肝膽穴區：
摩法20次

勞宮穴：
摩法20次

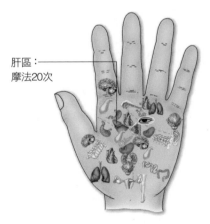

肝區：
摩法20次

部位	步驟	選穴	方法
手心	第一步	肝膽穴區	摩法20次
	第二步	勞宮穴	摩法20次
手心	第三步	肝區	摩法20次

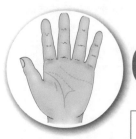

08 | 慢性腹瀉
疏肝健脾、調理胃腸

慢性腹瀉手操療法

兩手手背擠住圓球，使圓球在兩手背皮膚之間滾動。

左手攢拳，右手包住左手手背，右手拇指推按左手背部皮膚。

張開五指，用木棒均勻地點狀刺激食指第二節和第三節。

循因
引起疾病的主要原因

　　（1）非感染性因素：飲食不當；不良刺激，受涼、過熱、精神情緒不佳；過敏性腹瀉，食用容易引起過敏的食物等，這些都可能導致腹瀉。

　　（2）感染性因素：細菌感染，主要是大腸桿菌和痢疾桿菌；病毒感染，常見輪狀病毒、呼吸道腸道病毒感染等。

辨證
疾病臨床表現及症狀

　　臨床症狀常見腹痛腹鳴、便意頻繁、裡急後重、便後痛減、腹悶納呆、胸脅脹悶等。因病因不同而伴有腹痛、發熱、消瘦、腹部腫塊或消化性潰瘍等。

調理
日常護理要點

　　慢性腹瀉患者在生活中需要注意以下幾個方面。首先是注意飲用水衛生。飲用水煮沸後用，可殺滅致病微生物，有效防止感染性的腹瀉。其次是講究食品衛生。食物要生熟分開，避免交叉污染。同時還要避免攝入無品質保證的食物，盡量減少或不攝入對身體健康無益的垃圾食品，從而減輕消化系統的負擔。再次是注意手的衛生。養成飯前、便後勤洗手的習慣，並注意不要用不潔淨的手觸碰食物。最後一點則是要保持生活環境的清潔，滅蠅、滅蟑，盡可能地消滅細菌的攜帶和傳播者。

看手診病
疾病手部特徵圖解展示

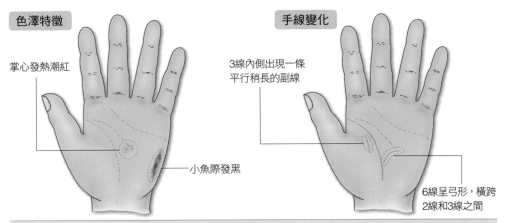

色澤特徵

掌心發熱潮紅

小魚際發黑

手線變化

3線內側出現一條
平行稍長的副線

6線呈弓形，橫跨
2線和3線之間

手診方法

① 小魚際發黑，為受寒邪，侵襲脾胃所致；若掌心發熱潮紅，則為宿食內停，積於腸胃所致。

② 6線呈弓形橫跨2線和3線之間，表示飲食不節導致胃腸消化吸收失常。3線內側出現一條緊貼的平行稍長副線，提示慢性結腸炎史，只要一吃涼的食物就拉肚子。

手療治病
疾病手部按摩療法圖解展示

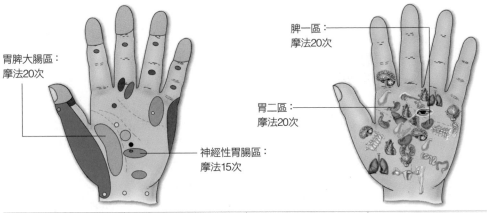

胃脾大腸區：
摩法20次

神經性胃腸區：
摩法15次

脾一區：
摩法20次

胃二區：
摩法20次

部位	步驟	選穴	方法
手心	第一步	神經性胃腸區	摩法15次
	第二步	胃脾大腸區	摩法20次
手心	第三步	胃二區	摩法20次
	第四步	脾一區	摩法20次

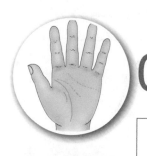

09 | 腸炎
清熱利濕、溫腎補脾

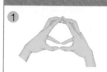

概念

腸炎按病程長短不同，分為急性和慢性兩類。腸炎極為普遍，全世界每年發病 30 億到 50 億人次，尤以發展中國家發病率和病死率為高，特別是兒童。

腸炎手操療法

兩掌相對，十指指尖相對，兩掌中心空如球狀。

用左手中指與無名指的間縫夾緊右手中指，用力地緩慢進行拔伸。

用右手拇指和食指呈旋轉狀地捻按左手中指。

循因
引起疾病的主要原因

臨床常見的有慢性細菌性痢疾、慢性阿米巴痢疾、血吸蟲病、非特異性潰瘍性結腸炎和侷限性腸炎等。菌性腸炎的致病菌以痢疾桿菌最常見，其次為曲狀桿菌、沙門氏菌和大腸桿菌。另一方面，由於採食異物、污染或腐敗變質食物、刺激性化學物質、某些重金屬中毒、以及某些變態反應等都能引起腸炎。濫用抗生素，會改變腸道存在的微生物區系，可能出現耐抗生素菌株而引起腸炎。

辨證
疾病臨床表現及症狀

（1）消化道症狀：噁心、嘔吐、腹痛、腹瀉是本病的主要症狀。

（2）全身症狀：一般全身的症狀輕微，病情嚴重的患者有發熱、失水、酸中毒、休克等症狀。

（3）體徵方面：早期或輕病例可能沒有任何體徵。身體檢查時上腹部或臍周可能有輕壓痛、腸鳴音明顯亢進，一般患者的病程較短，數天內可好轉自癒。

調理
日常護理要點

腸炎患者在生活中需要注意以下幾點：第一，痢疾患者飲食以少油、少纖維質為主，在發病初期只能進食清淡流食來解渴；第二，排便次數減少後，可喝些肉湯、牛奶、豆漿、蛋花湯汁等流質飲食，以後可逐漸吃點清淡的半流質飲食；第三，腹瀉如完全停止，就可增加蛋羹、魚片、碎嫩瘦肉、菜泥等軟質食品，而且每餐食物的總量也不宜過多，以利消化。

在患者病情好轉後，食療可幫助恢復，如薏仁粥和蓮子粥等。薏仁粥的做法為：取薏仁、粳米各30～50克，白糖適量。將薏仁、粳米洗淨，加水共煮，熟時，加入白糖，糖溶即可食用。蓮子粥的做法為：取蓮子肉、粳米各30克，炒扁豆10克，小紅棗10枚，白糖適量。將粳米洗淨，所有材料置鍋內共煮，熟時加入白糖即可。

看手診病
疾病手部特徵圖解展示

八卦星丘

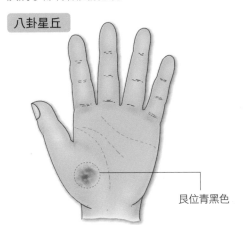

手線變化

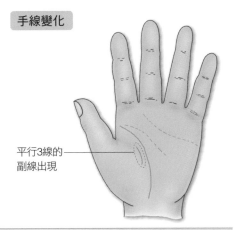

平行3線的
副線出現

艮位青黑色

手診方法

① 十指甲面有紫色縱線紋，提示大腸病變信號。

② 若金星丘處發青黑色，提示近幾天可能會有腹瀉。

③ 3線靠大拇指內側有細長「島」形紋樣副線，提示慢性腸炎腹瀉。

手療治病
疾病手部按摩療法圖解展示

肝膽穴區：
擦法20次

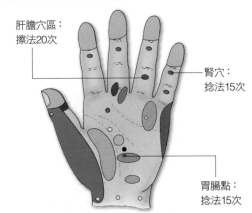

腎穴：
捻法15次

胃腸點：
捻法15次

關衝穴：
捻法15次

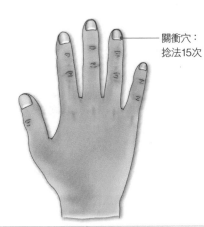

部位	步驟	選穴	方法
手心	第一步	肝膽穴區	擦法20次
	第二步	腎穴	捻法15次
	第三步	胃腸點	捻法15次
手背	第四步	關衝穴	捻法15次

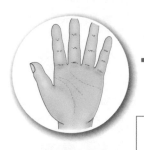

10 痔瘡
涼血散淤、清熱解毒

概念

痔瘡是直腸末端黏膜下和肛管皮下的靜脈叢發生擴張、曲張所形成的靜脈團，多見於成年人。由發生的部位不同，分為內痔、外痔和混合痔。

痔瘡手操療法

①

右手掌心向下，用左手指叉入右手五指縫中隨意按壓。

②

右手掌橫握左手，右手四指尖端點按左手背皮膚，同時左手掌竭力外抗。

③

右手掌放在左手掌中，左手四指內收與拇指一起擠壓右手掌，同時右手掌則用力對抗。

循因
引起疾病的主要原因

（1）解剖學原因：人在站立或座位時，肛門直腸位於下部，由於重力和臟器的壓迫，靜脈向上回流頗受障礙。直腸靜脈及其分支缺乏靜脈瓣，血液不易回流，容易淤積。

（2）職業關係：人久站或久坐，長期負重遠行，影響靜脈回流，使骨盆腔內血流緩慢或腹內臟器充血，引起痔靜脈過度充盈，血管容易淤血擴張。

（3）局部刺激和飲食不節：肛門部受冷、受熱、便秘、腹瀉、過量飲酒和多吃辛辣食物，都可刺激肛門和直腸，使痔靜脈叢充血，影響靜脈血液回流，以致靜脈壁抵抗力下降。

辨證
疾病臨床表現及症狀

外痔一般無明顯症狀，只有長期站立或行走後才有異物感或發脹感。內痔一般不引起任何不適感，主要症狀為出血，早期便後有少量出血，有單純的便血，也會與大便混合而下，血色鮮紅，其出血時呈噴射狀、點滴狀、擦拭帶血等。

調理
日常護理要點

痔瘡患者在飲食和生活上需注意以下兩方面：第一，多吃新鮮蔬菜、水果等富含纖維素和維生素的食物，少吃辛辣刺激性食物；第二，頑固性便秘應儘早到醫院診治，治療原發病，切不可長期服用瀉藥或採用經常灌腸的辦法，以免直腸黏膜感覺遲鈍，排便反應遲鈍，加重便秘，反使痔瘡發生。以上兩個方面有助於患者的康復，但是痔瘡的復發率也較高，因此還需要對其進行預防。

預防痔瘡的發生首先要做的就是加強運動量，增強身體的抗病能力。其次是培養健康的生活習慣，這其中包括飲食上的調節，如不喝酒、不吃辛辣刺激的食物、多吃蔬菜、水果等，還包括培養定時排便的習慣。

看手診病
疾病手部特徵圖解展示

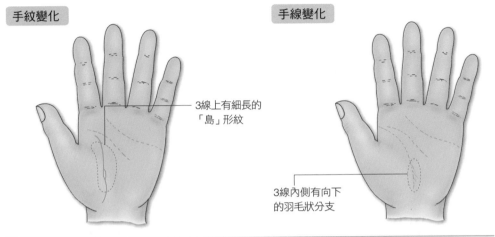

手紋變化

3線上有細長的「島」形紋

手線變化

3線內側有向下的羽毛狀分支

手診方法

① 3線內側有向下的羽毛狀分支，提示痔瘡信號。

② 3線上有細長的「島」形紋，提示痔瘡信號。

手療治病
疾病手部按摩療法圖解展示

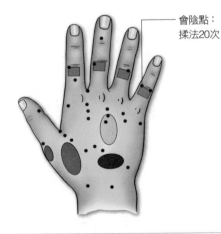

會陰點：
揉法20次

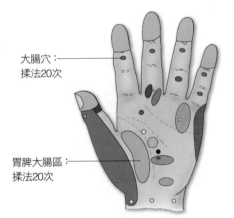

大腸穴：
揉法20次

胃脾大腸區：
揉法20次

部位	步驟	選穴	方法
手背	第一步	會陰點	揉法20次
手心	第二步	大腸穴	揉法20次
	第三步	胃脾大腸區	揉法20次

鼻、咽、支氣管區

鼻、咽、支氣管區位置及手紋含義

鼻咽區位於中指下方，1線尾端。從中指中線下的1線斜向延伸至食指與中指指縫的區域，就是鼻咽區的位置。

若患有鼻咽炎，在鼻咽區的位置會出現細亂的羽毛狀紋，或凌亂的「十」字紋，或較細小的「島」形紋。需要注意的是，當外邪侵犯上呼吸道的初期，鼻咽區會出現浮於表面的青色，接著大魚際呈現向拇指方向延伸的鎖鏈狀青筋，這時候就要預防疾病的發生，千萬不可等疾病發生後，再著手治療。

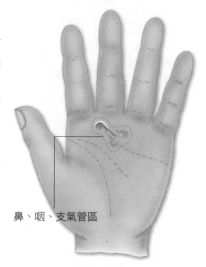

鼻、咽、支氣管區

鼻、咽、支氣管區病理變化

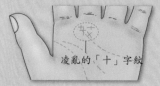

凌亂的「十」字紋

鼻咽區出現凌亂的「十」字紋，提示患有鼻咽炎。

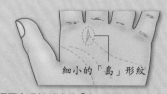

細小的「島」形紋

鼻咽區出現較細小的「島」形紋，提示患有鼻咽炎。

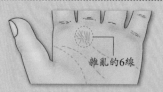

雜亂的6線

在鼻咽區內的1線上出現大量雜亂的6線，提示患有支氣管炎。

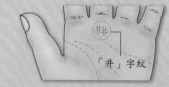

「井」字紋

支氣管區出現「井」字紋，提示患有慢性支氣管炎。

在無名指與中指下的1線上出現羽毛狀紋或大量雜亂的6線，提示支氣管部位有發炎。如果在此處有「口」形紋，則提示患者曾經患過嚴重的支氣管炎。若支氣管區出現「井」字紋，提示支氣管炎已經轉為慢性。長期患有慢性支氣管炎的患者，必須時時觀察鼻、咽、支氣管區的色澤變化，如果此區出現片狀暗黃斑或紫暗斑，再伴有掌紋特徵的變化，就要考慮到病情癌變的可能，但也不能盲目下論斷，要結合掌紋的整體變化，作出正確診斷。

眼 區

眼區位置及手紋含義

　　眼一區位於無名指下的1線上。以1線為中軸，畫一個形似眼睛的較小橢圓形，此橢圓形所包圍的面積，就是眼一區的位置。眼二區位於10線上。

　　在眼一區出現「島」形紋，提示屈光不正（近視、遠視、散光）。如果在眼一區有小的「島」形紋，又伴有10線出現，或有幾條小而弱的7線，提示視力很差，需要去醫院做全面的檢查。如果出現倒「八」字紋符號，則提示眼睛高度近視。

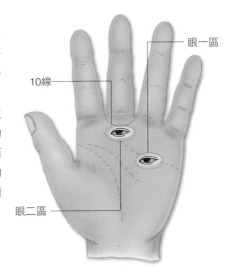

眼一區

10線

眼二區

眼區病理變化

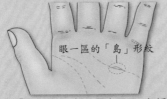

眼一區的「島」形紋

眼一區出現「島」形紋，提示屈光不正，包括近視、遠視、散光等。

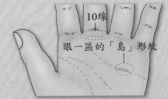

10線

眼一區的「島」形紋

眼一區有小的「島」形紋，又伴有10線出現，提示視力很差。

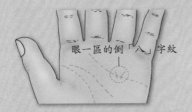

眼一區的倒「八」字紋

眼一區出現倒「八」字紋，提示眼睛高度近視。

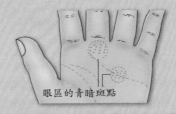

眼區的青暗斑點

眼區若有青暗斑點，提示患有眼底動脈硬化。

　　眼區若有青暗斑點，提示患有眼底動脈硬化。此病的發生分兩種不同的情況，一種是單純的老年性生理性動脈硬化，身體部位沒有其他病症，眼部也無其他異常情況，屬於這種情況者無需任何治療；另一種情況則是在全身性疾病的基礎上出現眼底動脈硬化，如動脈粥狀硬化、高血壓、糖尿病等患者，除有相應的全身症狀外，往往還有眼底視網膜動脈變細、變直等症狀。這些全身性疾病引起的眼底病變發展到一定程度，就會對視力造成損害，需要及時治療。

耳區

耳區位置及手紋含義

　　耳區位於1線起端，主要反映耳部的異常變化。

　　如果在耳區出現「島」形紋，提示患有腎虛引起的耳鳴。

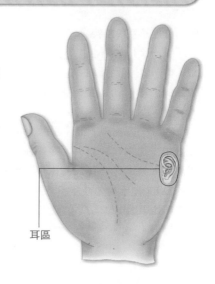

耳區

耳區病理變化

　　耳部聽覺器官靠近頭部或頸部的血管，因此一些腎病患者，因腎病的影響，血液的品質較差，在供應和流通時會不太順暢，於是就產生了一些聲音。由於靠耳朵很近，這些因血液流通不順暢而產生的聲音，會被耳朵聽得一清二楚，從而形成耳鳴。除此之外，吸菸者會因為血管變窄，使血液流通受到一定程度的阻礙，從而導致同樣的後果。年老者也會因身體各項功能衰竭，血液品質較差而出現這樣的問題。

　　需要注意的是，不能把所有耳鳴的原因都歸於腎虛。腎虛性耳鳴應有腎虛的表現，比如腰痠腿軟、頭昏眼花、惡寒怕冷（陽虛者鳴聲沉悶）或五心煩熱（陰虛者鳴聲尖銳）。治療腎虛性耳鳴要從補腎入手，但首先要分清是腎陽虛還是腎陰虛，才能對症下藥。如果患病時間比較久之後，這種耳鳴自癒的可能性很小，治療也比較困難，需要耐心地醫治。

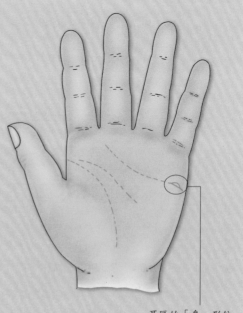

耳區的「島」形紋

耳區出現「島」形紋，提示患有腎虛引起的耳鳴。

Chapter 7

手診手療骨科、泌尿生殖系統疾病

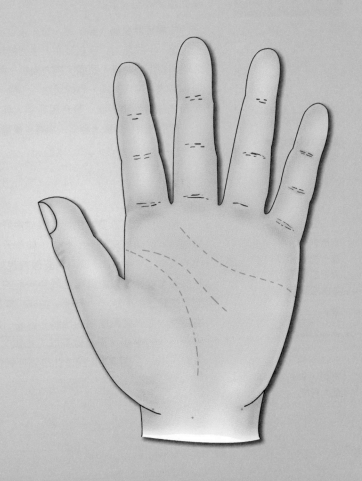

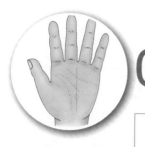

01 頸椎病
溫經散寒、疏經活絡

概念

頸椎病又稱頸椎症候群，是一種以退化性病理改變為基礎的疾病，是頸椎骨關節炎、增生性頸椎炎、頸神經根、頸椎間盤突出症的總稱。

頸椎病手操療法

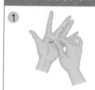

① 掌心向裡，五指散開，以木棒自上至下均勻點狀用力刺激大拇指橫屈紋。

② 掌面朝外，把1角硬幣橫卡在小指與無名指指縫根部，用指力夾住，並向指頂端方向移行。

③ 五指相對，各以指尖直對，對抗擠壓形成最大角度。

循因
引起疾病的主要原因

頸椎病通常是神經根受到刺激和壓迫而引發的疾病。在頸椎病的發生發展中，慢性勞損是首要罪魁禍首，長期的局部韌帶、肌肉、關節囊的損傷會引起局部出血水腫，發生炎症改變，並形成骨質增生，影響局部的神經及血管。從中醫上講，屬於頸部「傷筋」，主要是積勞成傷、氣血阻滯、傷損肝腎，使經脈失養、筋骨失利導致。長期低頭工作，姿勢不當或者急速衝撞所造成的頸部傷害等急、慢性損傷、頸椎退化改變、頸部外傷和慢性痠痛，是引起頸椎病的主要因素。

辨證
疾病臨床表現及症狀

主要症狀是頭、頸、肩、背、手臂痠痛，脖子僵硬，活動受限。肩背部沉重，上肢無力，手指發麻，手握物無力，可能有眩暈或心悸。病情嚴重時還會出現頭暈、頭痛、視力模糊、兩眼發乾、發脹、兩眼張不開、耳堵、耳鳴、平衡失調、心搏過速、心慌，有的甚至出現胃腸脹氣等症狀。也可能伴有吞嚥困難、發音困難等。如果疾病久治不癒，會引起心理傷害，產生失眠、煩躁、發怒、焦慮、憂鬱等症狀。

調理
日常護理要點

頸椎病患者需要在生活中養成良好的生活習慣，要適當在工作間隙做些有利於頸椎病防治的動作，如每天持續做前傾、後仰、左右旋轉動作1～2次，每次10分鐘。還要保持良好的睡眠姿勢，最好採用質地柔軟的弧型枕頭，以維持頸椎棘突向前的生理弧度。枕頭高度適當也很重要。從醫學上來講，「高枕」並非「無憂」，枕頭的高度應以10公分左右為宜，如果選用過高的枕頭，容易引起頸部僵硬，進而導致頸椎病。平時工作的坐姿，盡量做到既不抬頭又不低頭的舒適姿勢。工作1小時後要活動一下頭頸部，適當休息頸部韌帶肌肉。

看手診病
疾病手部特徵圖解展示

手紋變化

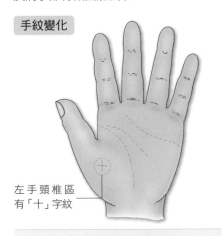

左手頸椎區
有「十」字紋

手線變化

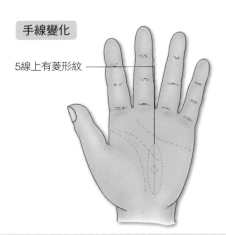

5線上有菱形紋

手診方法

① 左手頸椎區有「十」字紋。

② 5線上有菱形紋。

③ 手背頸椎區有暗褐色或咖啡色斑點。

手療治病
疾病手部按摩療法圖解展示

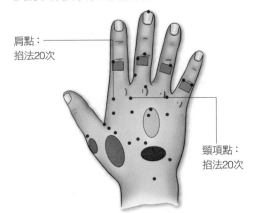

肩點：
掐法20次

頸項點：
掐法20次

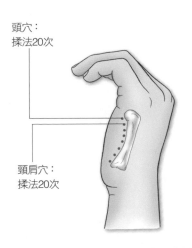

頭穴：
揉法20次

頸肩穴：
揉法20次

部位	步驟	選穴	方法
手背	第一步	頸項點	掐法20次
	第二步	肩點	掐法20次
手側	第三步	頭穴	揉法20次
	第四步	頸肩穴	揉法20次

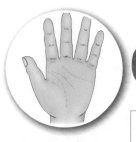

02 | 肩周炎
温經散寒、通絡止痛

概念

肩周炎好發於50歲左右的人，故又稱「五十肩」。因患病以後，肩關節不能運動，彷彿被凍結或凝固，故又稱「凍結肩」、「肩凝症」。

肩周炎手操療法

右手空心握拳，微屈五指，大拇指與小指指尖相掐。

右手掌橫握左手，右手四指尖端點按左手背皮膚，同時左手掌竭力外抗。

把一根火柴棒放在兩食指尖端用力夾住，同時兩手拇指相互抵住。

循因
引起疾病的主要原因

肩周炎是肩關節周圍肌肉、韌帶、肌腱、滑囊、關節囊等軟組織損傷，退化而引起的關節囊和關節周圍軟組織的一種慢性無菌性炎症。大多是長期過度活動、姿勢不良等導致的慢性致傷力；上肢外傷後，肩部固定過久，肩周組織續發萎縮、黏連；肩部急性挫傷、牽拉傷後治療不當等。

辨證
疾病臨床表現及症狀

肩部疼痛是本病最明顯的症狀。開始時，肩部某一處出現疼痛，並與動作、姿勢有明顯關係。隨病程延長，疼痛範圍逐漸擴大，並牽涉到上臂中段，同時伴有肩關節活動受限。嚴重時患肢不能梳頭、洗臉。這種疼痛可引起持續性肌肉痙攣，疼痛與肌肉痙攣可侷限在肩關節，也可向上放射至後頭部，向下可達腕及手指，也有的向後放射到肩胛骨，向前到胸部。

調理
日常護理要點

肩周炎患者在日常生活中需注意防寒保暖，避免肩部受涼，對於預防肩周炎十分重要。經常伏案、雙肩經常處於外展工作的人，應注意調整姿勢，避免長期的不良姿勢造成慢性勞損和累積性損傷，可以在工作間隙做保健操，緩解肩頸部的疲勞。自然站直，兩手下垂，兩腳與肩同寬，頭向後仰，仰視角盡量達最大限度，眼睛盯住一個目標，保持15秒鐘左右；用雙手拇指按揉頸部後側15次；頭部進行前、後、左、右順序的搖晃，再向反方向搖動，正、反各做10次；兩手十指交叉，手掌置於頸項後，用手力將頸部用力向前推，而頸項則向後挺直，兩力方向相反，同時左右轉頭搖晃5次。如果患者還患有糖尿病、頸椎病、肩部和上肢損傷以及神經系統疾病，如近期做過胸部外科手術，要密切觀察是否產生肩部疼痛症狀。

看手診病
疾病手部特徵圖解展示

手線變化

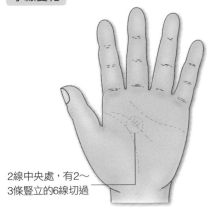

2線中央處，有2～
3條豎立的6線切過

色澤特徵

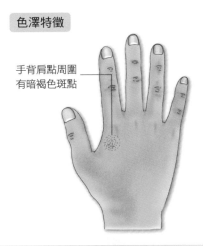

手背肩點周圍
有暗褐色斑點

手診方法

① 2線中央處，有2～3條豎立的6線切過。

② 手背肩點周圍有暗褐色斑點。

手療治病
疾病手部按摩療法圖解展示

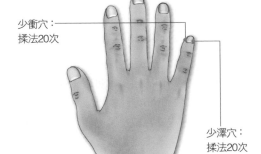

少衝穴：
揉法20次

少澤穴：
揉法20次

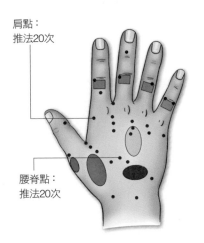

肩點：
推法20次

腰脊點：
推法20次

部位	步驟	選穴	方法
手背	第一步	少澤穴	揉法20次
	第二步	少衝穴	揉法20次
手背	第三步	肩點	推法20次
	第四步	腰脊點	推法20次

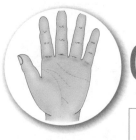

03 | 腰椎間盤突出
舒筋活絡、溫經散寒

概念

腰椎間盤突出症好發於青壯年，是腰椎間盤髓核從纖維環的破裂處突出，壓迫脊神經根，而引起以坐骨神經痛為主的臨床症候群，是一種常見病症。

腰椎間盤突出手操療法

 ①
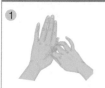

右手拇指、食指沿掌骨沿線的延伸線抓捏左手食指根背部皮膚。

②

右手拇指、食指揪抓左手無名指根背部皮膚。

 ③

右手掌心向下，用左手指叉入右手五指縫中，可以隨意按壓。

循因
引起疾病的主要原因

　　腰椎間盤退化性變化是從20歲以後開始的，腰椎間盤的彈性和抗負荷能力也是在這時開始減退的。日常生活和勞動中的一些累積性損傷，使腰椎間盤反覆承受擠壓、屈曲和扭轉等負荷，纖維環的後部就容易產生裂縫。隨著反覆的承重，裂縫逐漸增大，此處的纖維環變得越來越薄，如果再發生外傷，就可能使纖維環受到破裂，神經根或馬尾受到壓迫，引起腰痛和放射性下肢痛，甚至產生神經功能損害。

辨證
疾病臨床表現及症狀

　　呈放射痛，可沿坐骨神經分佈方向，自腰臀部放射至大腿、小腿及足背部；一切使腦脊液壓力增高及神經根受牽拉的動作，都會加重疼痛，如咳嗽、噴嚏、排便、彎腰等；活動時疼痛加劇，休息後減輕，往往反覆發作。

調理
日常護理要點

　　腰椎間盤突出的患者在工作中要注意勞逸結合，避免長期做反覆單調的動作，從事長時間彎腰或長期伏案工作的人員，可以藉著調整坐椅和桌面的高度來改變坐姿，建議座位工作45分鐘後起立活動15分鐘，使疲勞的肌肉得以恢復。職業工作中需要常做彎腰動作者，應定時伸腰、挺胸活動，並使用寬的腰帶。在生活中要養成良好的生活習慣，起居飲食都要規律，切忌熬夜通宵。還可以透過運動防治腰椎間盤突出，很多一般性的運動如游泳、健美操等，經常做都可以防治腰椎間盤突出。另外，身體處於俯臥位，頭、腿、腳和手臂都盡量往上抬高，一起一落為一節拍，每次進行4個8拍，每天1～2次，可以有效預防腰椎間盤突出。

看手診病
疾病手部特徵圖解展示

手線變化

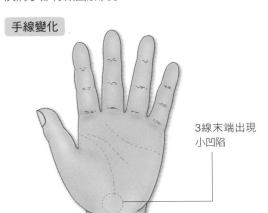

3線末端出現
小凹陷

手紋變化

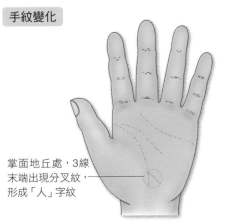

掌面地丘處，3線
末端出現分叉紋，
形成「人」字紋

手診方法

① 3線末端出現小凹陷。

② 掌面地丘處，3線末端出現分叉紋，形成「人」字紋。

手療治病
疾病手部按摩療法圖解展示

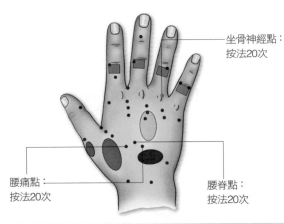

坐骨神經點：
按法20次

腰痛點：
按法20次

腰脊點：
按法20次

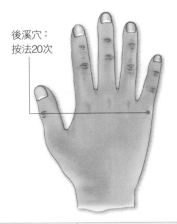

後溪穴：
按法20次

部位	步驟	選穴	方法
手背	第一步	腰脊點	按法20次
	第二步	腰痛點	按法20次
	第三步	坐骨神經點	按法20次
手背	第四步	後溪穴	按法20次

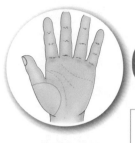

04 類風濕性關節炎
通經活絡、清熱祛濕

類風濕性關節炎手操療法

用五指頂部托住一圓球，使用指力讓球懸空旋轉而不貼住手掌心。

把兩個圓球放在手心，用五指指力使其旋轉但不相互接觸。

把圓球放在手背上，使球在手背上前後左右傾斜和滾動。

循因
引起疾病的主要原因

中醫學認為本病多由風寒濕邪氣趁虛侵入人體，或體內素有蘊熱，風寒濕鬱久化熱，留滯經絡，閉塞不通而致，若日久不癒，肝腎虧損，筋骨失於濡養，以致關節畸形僵硬。此外，受涼、潮濕、勞累、精神創傷、營養不良、外傷等，也是本病的誘發因素。

辨證
疾病臨床表現及症狀

早期呈現紅、腫、熱、痛和功能障礙，受累關節的症狀表現為對稱性、持續性關節腫脹和疼痛，常伴有晨僵。晚期關節會出現不同程度的僵硬和畸形，關節強直和掌指關節半脫位，表現掌指關節向尺側偏斜，並有骨和骨骼肌萎縮。還可有其他全身性表現，如發熱、疲乏無力、體重減輕、心包炎、胸膜炎、眼病變、動脈炎、胸膜炎、肺間質纖維化、肺類風濕結節、肺動脈高壓，還可影響各類血管，以中、小動脈受累為多見，表現為指端壞疽、皮膚潰瘍等。

調理
日常護理要點

患有類風濕性關節炎的患者不僅要講求適當飲食，攝取足量均衡的營養，提高身體免疫力，還要養成健康的生活習慣。盡量避免久居低窪、潮濕的環境，房間要保持通風，衣服、毛巾、被單保持乾淨、乾爽，多曬太陽。這樣病情才會有所好轉。

類風濕性關節炎一般分為以下四個等級。一級：關節可以自由活動，能完成平常的活動而無妨礙。二級：關節活動中度限制，有一個或幾個關節疼痛不適，但能料理日常生活。三級：關節活動顯著限制，不能勝任正常工作，料理生活也有困難。四級：大部分或完全失去活動能力，患者只能長期臥床或依賴輪椅，生活不能自理。患者可以根據類風濕性關節炎等級的劃分標準，來制訂自己的日常復健計劃。

看手診病
疾病手部特徵圖解展示

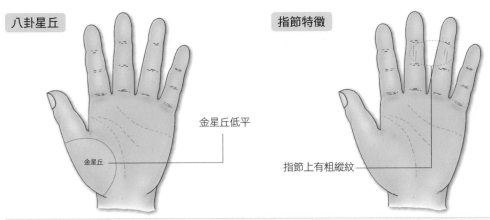

八卦星丘

金星丘低平

金星丘

指節特徵

指節上有粗縱紋

手診方法

① 金星丘低平。

② 指關節變形。

③ 指節上有粗縱紋。

手療治病
疾病手部按摩療法圖解展示

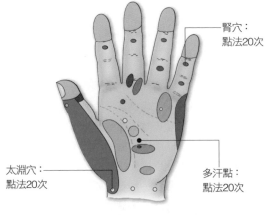

腎穴：
點法20次

太淵穴：
點法20次

多汗點：
點法20次

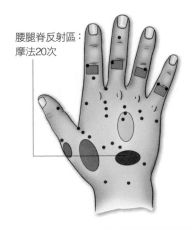

腰腿脊反射區：
摩法20次

部位	步驟	選穴	方法
手心	第一步	太淵穴	點法20次
	第二步	多汗點	點法20次
	第三步	腎穴	點法20次
手背	第四步	腰腿脊反射區	摩法20次

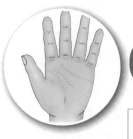

05 | 泌尿系結石
清熱利水、消炎化石

泌尿系結石手操療法

用拇指和食指從根部螺旋狀捻按另一手掌小指。

掌心向外，呈「六」字形狀，快速內縮中間三指六次。

右手拇指、食指揪捏小指掌骨延伸線直至腕橫紋處的皮膚。

循因
引起疾病的主要原因

（1）解剖結構異常：如尿路梗塞，導致晶體或基質在引流較差部位沉積，尿液滯留續發尿路感染，有利於結石形成。

（2）尿液因素：形成結石物質排出過多，尿液中鈣、草酸、尿酸排出量增加；副甲狀腺機能亢進（再吸收性高尿鈣症）；尿酸性減低，pH增高；尿量減少，使鹽類和有機物質的濃度增高；尿中抑制晶體形成物質含量減少等。

辨證
疾病臨床表現及症狀

臨床表現因結石所在部位不同而有異。腎與輸尿管結石的典型表現為腎絞痛與血尿。發病時會有劇烈腰痛，疼痛多呈持續性或間歇性，並沿輸尿管向髂窩、會陰及陰囊等處放射。在結石引起絞痛發作以前，患者沒有任何感覺，由於某種誘因，如劇烈運動、勞動、長途乘車等，患者會突然出現一側腰部劇烈的絞痛，伴有腹脹、噁心、嘔吐、血尿、膿尿、排尿困難或尿流中斷等。

調理
日常護理要點

泌尿系結石患者在日常護理時應注意：①平時要少吃動物蛋白，例如動物的肉、內臟；②要少吃一些鹽，盡量保持清淡的飲食；③不要喝濃茶，要喝一些清茶或水。如果是腎結石患者，在飲食中就不宜食用牛奶。牛奶中含有色氨酸，對於健康者來說晚間喝牛奶有助於睡眠；如果是腎結石患者或已治癒者，情況就不是這樣了。結石形成原因是鈣在尿中濃度短時間突然增高，飲牛奶後2～3小時，正是鈣通過腎臟排除的高峰，如果此時人體正處於睡眠狀態，尿液濃縮，鈣通過腎臟較多，就容易形成結石。所以，腎結石患者不要在臨睡前飲牛奶，可在晚上臨睡前4個小時飲用。

看手診病
疾病手部特徵圖解展示

手紋變化

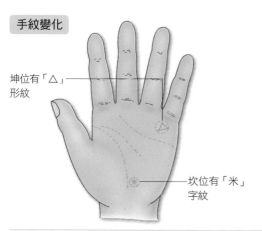

坤位有「△」
形紋

坎位有「米」
字紋

手線變化

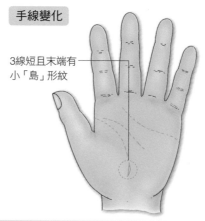

3線短且末端有
小「島」形紋

手診方法

① 坎位有「米」字紋或小「口」形紋符號，小指下坤位有「△」形紋、「米」字紋，均提示患有攝護腺結石信號。

② 3線末端有小「島」形紋，3線凝斂而較短，約占全線長2/3，提示易患腎結石及尿路結石。

手療治病
疾病手部按摩療法圖解展示

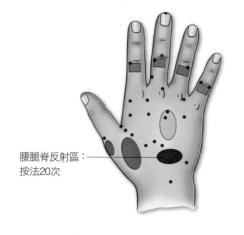

腰腿脊反射區：
按法20次

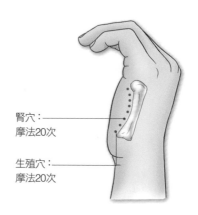

腎穴：
摩法20次

生殖穴：
摩法20次

部位	步驟	選穴	方法
手背	第一步	腰腿脊反射區	按法20次
手側	第二步	腎穴	摩法20次
	第三步	生殖穴	摩法20次

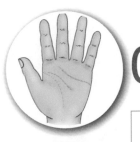

06 | 尿路感染
清熱瀉火、利濕通淋

概念

尿路感染通常是指泌尿系統受細菌的直接侵犯,而引起的發炎性病變。

尿路感染手操療法

握拳掌心向內,拇指內收,放在無名指與小指的指縫中,用力收縮其餘四指。

②

把1元硬幣豎放在中指及無名指的根底部指縫裡,男左女右。

③

右手空心握拳,微屈五指,大拇指對擠食指,兩指指尖相掐。

循因
引起疾病的主要原因

尿路感染是由細菌(極少數由真菌、原蟲、病毒)直接侵襲所引起的。此病以受大腸桿菌侵犯而感染最為常見,也有受副大腸桿菌、變形桿菌、葡萄球菌等侵犯而感染的。

辨證
疾病臨床表現及症狀

(1)急性腎盂腎炎:全身症狀包括起病急驟、寒顫、畏寒、發熱、全身不適、頭痛、乏力、食慾減退、噁心、嘔吐、腰痛、腎區不適。泌尿系統症狀包括尿急、頻尿、尿痛等膀胱刺激症狀、腰痛和(或)下腹部痛。

(2)慢性腎盂腎炎:慢性腎盂腎炎發作時的表現可與急性腎盂腎炎一樣,但通常要輕得多,甚至無發熱、全身不適、頭痛等表現。

①尿路感染表現:只有少數患者可間歇發生症狀性腎盂腎炎,更為常見的表現為間歇性無症狀細菌尿和(或)間歇性尿急、頻尿等下尿路感染症狀,腰腹不適和(或)間歇性低熱。

②慢性間質性腎炎表現,如高血壓、多尿、夜尿增加,易發生脫水。

③慢性腎臟病的相關表現,如晨起顏面水腫、夜尿頻多、腰痠背痛。

(3)膀胱、尿道炎:主要表現有頻尿、尿急、尿痛、膀胱區疼痛。

調理
日常護理要點

尿路感染患者在生活中不僅要注意個人衛生,更要注意避免負面情緒,重視身心調節。要多參加一些運動,如快步走、慢跑等,以增強體質,改善身體的防禦機能,從而減少細菌侵入身體的機會。保持陰部清潔,要求做到每日用溫開水清洗外陰部。男性包皮過長也容易引起尿路感染,必須每日清洗,保持乾淨。

新婚夫婦出遊回來,出現頻尿、尿急、尿痛、腰部痠痛、疲乏、食慾不振、體溫升高等症狀,原因就是性交過頻,沒有及時補充水分,每次性交後沒有馬上排尿,甚至旅行中長時間憋尿。

看手診病
疾病手部特徵圖解展示

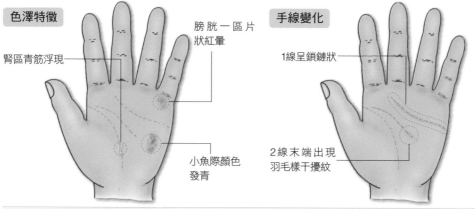

色澤特徵

腎區青筋浮現

膀胱一區片狀紅暈

小魚際顏色發青

手線變化

1線呈鎖鏈狀

2線末端出現羽毛樣干擾紋

手診方法

① 小魚際顏色發青。膀胱一區出現片狀紅暈或呈白色，腎區顏色發青或有青筋浮現，表明易患膀胱、泌尿系疾病。

② 手心溫度突然升高，坤位青筋浮起，有急性腎盂腎炎並有全身症狀。

③ 1線呈鏈狀，2線末端出現羽毛樣干擾紋，提示尿路感染。

手療治病
疾病手部按摩療法圖解展示

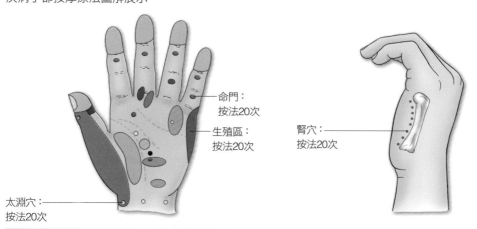

命門：
按法20次

生殖區：
按法20次

腎穴：
按法20次

太淵穴：
按法20次

部位	步驟	選穴	方法
手側	第一步	腎穴	按法20次
手心	第二步	命門	按法20次
	第三步	生殖區	按法20次
	第四步	太淵穴	按法20次

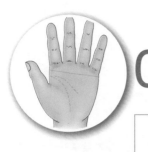

07 腎炎
清熱去燥、活血化淤

腎炎手操療法

用右手五指呈離心方向緩慢地拔伸左手小指根部15次。

用拇指和食指從根部螺旋式捻按另一手掌小指。

伸掌，突然中指向大拇指彎縮，食指、無名指及小指仍伸直。

循因
引起疾病的主要原因

　　慢性腎炎起始因素多為免疫介導炎症，但導致病情遷延及惡化的因素除免疫外，非免疫、非炎症因素也占重要地位。急性腎炎多見於鏈球菌感染，但其他細菌、病毒及寄生蟲感染也可引起。

辨證
疾病臨床表現及症狀

　　（1）初期症狀。大多數患者在發病前一個月有過感染史，如化膿性扁桃腺炎、起病突然、高熱，但也可能隱性緩慢起病。、

　　（2）高血壓。這是腎炎發生的典型症狀表現。

　　（3）水腫。約半數患者在開始少尿時出現水腫，以面部及下肢為重。水腫一旦出現難以消退。

　　（4）神經系統症狀。主要表現為頭痛、噁心、嘔吐、失眠、思維遲鈍等。嚴重腎炎患者還可能有視力障礙，甚至出現短暫喪失視力、昏迷、抽搐等症狀表現。

　　（5）貧血。腎炎患者在臨床上多併有貧血症狀，出現乏力和頭暈。

調理
日常護理要點

　　腎炎患者除了積極配合治療，還應該調整自己的生活作息，培養健康的生活方式。第一，生活要規律，養成良好的生活習慣，從而保持弱鹼性體質，使腎病遠離自己。第二，參加有氧運動，適當鍛鍊身體。第三，保持良好的心情。第四，遠離菸、酒，毫無節制地抽菸、喝酒，易導致人體的酸化，患上腎炎。第五，日常起居需注意兩點：①防風寒，避免感冒，不慎感冒可能加重病情；②勿過度勞累，過度勞累會加重病情。據臨床調查，約有70%的腎炎患者發病與長期過度勞累有關。所以當一段時間內非常勞累，並出現腰痠腰痛、尿中泡沫增多、夜尿增多、尿量減少、血尿、尿白蛋白排泄增多、眼瞼或下肢浮腫、頭暈等症狀時，就要到醫院檢查，迅速採取措施，以免延誤腎炎的治療。

看手診病
疾病手部特徵圖解展示

手紋變化

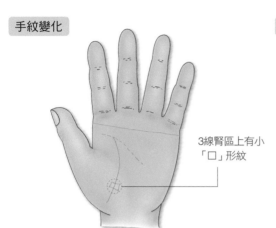

3線腎區上有小
「口」形紋

手線變化

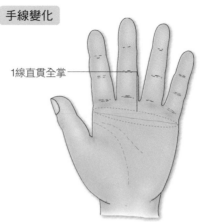

1線直貫全掌

手診方法

① 1線直貫全掌，提示頻尿、腎炎信號。

② 3線下端腎區上有小「口」形紋，提示有腎囊腫傾向。

手療治病
疾病手部按摩療法圖解展示

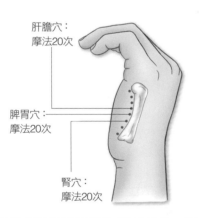

肝膽穴：
摩法20次

脾胃穴：
摩法20次

腎穴：
摩法20次

中衝穴：
摩法20次

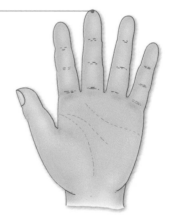

部位	步驟	選穴	方法
手側	第一步	腎穴	摩法20次
	第二步	肝膽穴	摩法20次
	第三步	脾胃穴	摩法20次
手心	第四步	中衝穴	摩法20次

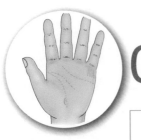

08 攝護腺炎
清熱利濕、溫腎化氣

概念

攝護腺炎可分為非特異性細菌性攝護腺炎、特發性細菌性攝護腺炎、特異性攝護腺炎、非特異性肉芽腫性攝護腺炎、其他病原體引起的攝護腺炎和攝護腺充血。

攝護腺炎手操療法

兩手掌心向上,掌跟相抵,兩手前後相互摩擦,不限次數。

用拇指和食指從根部螺旋狀捻按另一手掌小指。

左手空心握拳,微屈五指,大拇指與小指指尖相捎。

循因
引起疾病的主要原因

(1)性生活不正常、長時間騎自行車、騎馬,攝護腺按摩過重或過於頻繁都會造成攝護腺充血而引發攝護腺炎。

(2)尿液刺激,淋病、非雙球菌等病原微生物感染等原因也可能導致攝護腺炎。

(3)嗜辛辣食品、飲酒、吸菸、久坐引起攝護腺長期充血和骨盆底肌肉長期慢性擠壓、受涼、疲勞等導致身體抵抗力下降或特異體質等。

辨證
疾病臨床表現及症狀

常伴有尿急、頻尿、尿時會陰部疼痛,表現為寒顫、高熱,伴有持續和明顯的下尿路感染症狀,餘尿不盡、尿白濁,並有發炎性分泌物從尿道排出,以及神疲力乏、腰膝怕冷等症狀,經常同時發生急性膀胱炎等。急性炎症病變嚴重或未徹底治療就會轉為慢性攝護腺炎,其主要表現為骨盆區域疼痛,排尿異常。由於慢性疼痛久治不癒,患者生活品質下降,並可能有性功能障礙、焦慮、抑鬱、失眠、記憶力下降等。

調理
日常護理要點

男性患者一旦出現頻尿、尿急等症狀要及早去醫院就診,爭取在急性期內一次性治療。平時要保持大便通暢,多飲水,多排尿。在平日的生活中需要注意以下方面,盡量避免這些因素誘發攝護腺炎:如性生活過頻、性交被迫中斷、過多的手淫,或者性生活過度節制,產生長時間的自動興奮,都會造成攝護腺炎;騎自行車、騎馬、久坐等長時間直接壓迫會陰部,可能導致會陰部反覆損傷和攝護腺充血進而造成攝護腺炎;此外酗酒、貪食油膩食物等不良生活習慣容易導致濕熱內生,蘊積於生殖器官,引發攝護腺炎。

看手診病
疾病手部特徵圖解展示

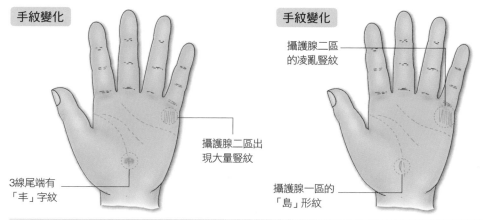

| 手紋變化 |

3線尾端有
「丰」字紋

攝護腺二區出
現大量豎紋

| 手紋變化 |

攝護腺二區
的凌亂豎紋

攝護腺一區的
「島」形紋

手診方法

① 攝護腺一區出現片狀紅斑，且攝護腺二區出現大量的豎紋，提示患有慢性攝護腺炎。膀胱炎的掌紋特徵與其相似，只是紋理略高一些。

② 攝護腺一區會出現「島」形紋，並在攝護腺二區出現凌亂豎紋，提示患有攝護腺肥大。

③ 3線尾端下有「丰」字紋。

手療治病
疾病手部按摩療法圖解展示

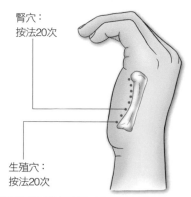

腎穴：
按法20次

生殖穴：
按法20次

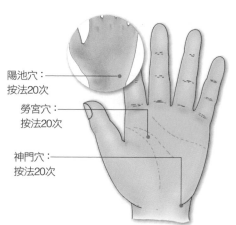

陽池穴：
按法20次

勞宮穴：
按法20次

神門穴：
按法20次

部位	步驟	選穴	方法
手側	第一步	腎穴	按法20次
	第二步	生殖穴	按法20次
手心	第三步	勞宮穴	按法20次
手背	第四步	陽池穴	按法20次
手心	第五步	神門穴	按法20次

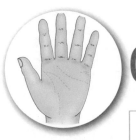

09 | 男性性功能障礙
益氣壯陽、強腰固腎

男性性功能障礙手操療法

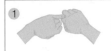
① 用右手五指呈離心方向緩慢地拔伸左手小指根部15次。

② 用左手五指呈離心方向緩慢地拔伸右手小指根部15次。

③ 右手空心握拳，微屈五指，大拇指對擠食指，兩指指尖相掐。

循因
引起疾病的主要原因

（1）婚姻狀況不好，夫妻不和睦，很難產生性慾望。

（2）某些疾病像先天性小睾丸、隱睾、睾丸萎縮、甲狀腺功能亢進或減退、肝、腎、心、肺功能衰竭都會導致性慾低下。

（3）長期酗酒、吸毒亦會使性慾下降。

辨證
疾病臨床表現及症狀

常見的症狀有性慾低下、性厭惡、性慾亢進和性慾倒錯、勃起障礙、插入障礙、射精障礙。射精障礙包括：射精過早、不射精和逆行性射精。

調理
日常護理要點

男性一旦患有性功能障礙，心理上會產生很大的壓力。在進行手療的同時也要保持良好的心情，這樣才能盡快恢復健康。在遇到煩惱憂傷時，應冷靜思考，不要長期背上精神負擔，及時放鬆與調整緊張心態，緩和與消除焦慮不安的情緒。

在生活中避免不良生活習慣，避免不健康的飲食習慣，減少應酬，避免酗酒，控制飲食，充分認識到戒菸的重要性和必要性。性交時思想要集中，或者夫妻分床一段時間，避免各類性刺激，使中樞神經和性器官得到充分休息，實驗證明這樣可以有效防治性功能障礙。

除以上的幾點外，還可以多吃壯陽食物，如羊肉、核桃、牛鞭、羊腎等，以及含精氨酸的食物，如山藥、銀杏、凍豆腐、鱔魚、海參、墨魚、章魚等，都有助於提高性功能。

看手診病
疾病手部特徵圖解展示

手紋變化

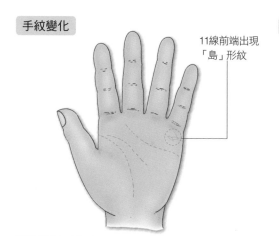

11線前端出現
「島」形紋

手線變化

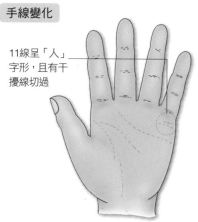

11線呈「人」
字形，且有干
擾線切過

手診方法

① 11線呈「人」字形，且有很多干擾線切過，提示男性性生活過度，導致性功能低下。

② 11線前端出現「十」字紋或「島」形紋，提示性生活有障礙。

手療治病
疾病手部按摩療法圖解展示

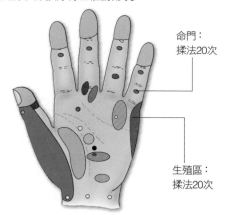

命門：
揉法20次

生殖區：
揉法20次

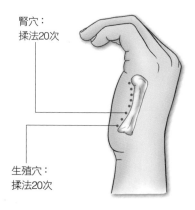

腎穴：
揉法20次

生殖穴：
揉法20次

部位	步驟	選穴	方法
手心	第一步	命門	揉法20次
	第二步	生殖區	揉法20次
手側	第三步	腎穴	揉法20次
	第四步	生殖穴	揉法20次

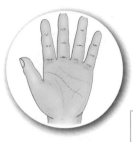

10 | 披衣菌、黴漿菌感染
清熱解毒、防止傳染

概念

披衣菌、黴漿菌主要是寄生在人體的致病微生物，可引起男性生殖系統的附睪炎甚至是攝護腺炎；可引起女性陰道炎、輸卵管炎，甚至於引起女性的不孕症。

披衣菌、黴漿菌感染手操療法

用右手五指呈離心方向緩慢地拔伸左手小指根部15次。

左手空心握拳，微屈五指，大拇指對擠食指，兩指指尖相掐。

右手空心握拳，微屈五指，大拇指對擠食指，兩指指尖相掐。

循因
引起疾病的主要原因

　　黴漿菌、披衣菌屬人體中的條件致病菌（在某些條件下會致病的細菌），與人體的抵抗力有關，可以透過性生活傳播或間接接觸傳染。在人體抵抗力下降時使人生病，因此應積極治療，最好與配偶同治，以免互相感染，未治癒前避免性生活。

辨證
疾病臨床表現及症狀

　　（1）女性多數無明顯自覺症狀，少數重症患者有陰道墜感，當感染擴及尿道時，頻尿、尿急是引起患者注意的主要症狀。感染侷限在子宮頸時會有白帶增多、稍有臭味、陰道和外陰瘙癢、下腹部不適。如感染上行可累及子宮內膜、輸卵管及骨盆腔，可能出現下腹部疼痛、不規則陰道出血等。

　　（2）男性有黃尿、尿道口微紅、頻尿、餘尿、偶爾尿道痛、燒灼感、尿滴瀝、排尿不暢、腰痠、下腹部隱脹痛、睪丸脹痛、會陰部不適等症狀。

調理
日常護理要點

　　受披衣菌、黴漿菌感染的患者，首先不宜飲酒及吃辛辣之物。一般來講，飲食宜清淡，冬瓜、西瓜、扁豆、紅豆、綠豆、苦瓜、梨等具有利尿、解毒作用，有助於疾病的康復。其次平日裡要有計劃地鍛鍊身體，睡眠時室內要溫度適宜，空氣清新，總而言之增強體質是防病的第一重要因素。還要注意不去人群密集、通風不良的百貨公司、超市、影劇院等公共場所。

　　如果想要孩子的話，一方患病治癒後不宜立即懷孕。因為治療藥物殘留可能導致畸胎。這些藥物雖然大部分都排出體外了，但是有一部分會繼續存在於人體內，影響精子的形成或者導致精子的畸形，因此可能會影響將來的胎兒，甚至會影響孩子的健康。建議患者停用這些藥物以後，一般應該在3～6個月以後才考慮懷孕。

看手診病
疾病手部特徵圖解展示

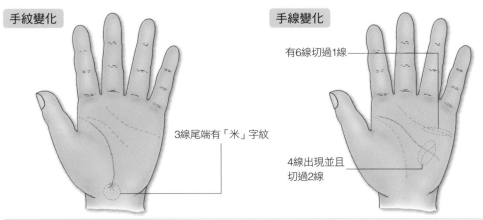

手紋變化

手線變化

有6線切過1線

3線尾端有「米」字紋

4線出現並且
切過2線

手診方法

① 有6線切過1線，4線出現並且切過2線，提示披衣菌、黴漿菌感染。

② 3線尾端有「十」字紋、「井」字紋、「米」字紋、「島」形紋，提示人體抵抗力下降，易受披衣菌、黴漿菌感染。

手療治病
疾病手部按摩療法圖解展示

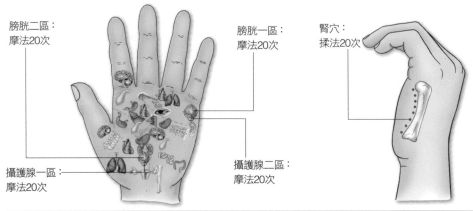

膀胱二區：
摩法20次

膀胱一區：
摩法20次

腎穴：
揉法20次

攝護腺一區：
摩法20次

攝護腺二區：
摩法20次

部位	步驟	選穴	方法
手心	第一步	膀胱二區	摩法20次
	第二步	攝護腺一區	摩法20次
	第三步	膀胱一區	摩法20次
	第四步	攝護腺二區	摩法20次
手側	第五步	腎穴	揉法20次

大腸和直腸區

大腸和直腸區位置及手紋含義

　　大腸區和直腸區位於小指下的2線尾端，約有無名指指甲蓋大小的面積就是此二區的位置。

　　大腸發炎時，該區除了有大量的橫紋外，還會有肌肉鬆弛、無彈性的症狀。患有大腸炎的患者，一般表現為腹痛、腹瀉，大便中帶有膿、黏液或血絲，有時還伴有發燒和嘔吐的症狀。

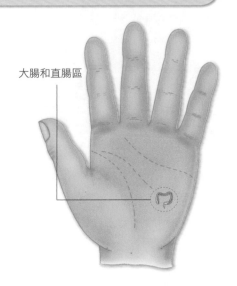

大腸和直腸區

大腸和直腸區病理變化

　　直腸炎的患者，手掌上除有上述掌紋特徵外，還會在5線始端出現「島」形紋。直腸炎起病急驟，出現發熱、食慾不振的症狀，還會有肛門內脹熱灼痛、便意頻繁、糞便混有黏液及血絲、排尿不暢、頻尿的局部症狀。

　　若直腸區出現邊緣不清楚、呈發暗的紫黑色凸起，且呈放射狀排列時，提示可能患有直腸癌，需要提高警惕。直腸癌患者年齡大多在中年以上，但年青人也可能發病，早期症狀主要是便秘、腹瀉或腹瀉便秘交替，糞便表面常附著少量血液和黏液。隨病情發展，便血逐漸增多，並有裡急後重感，消瘦、貧血等症狀也逐漸加重。

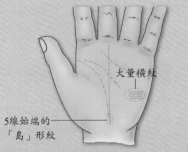

大量橫紋

5線始端的「島」形紋

出現大量的橫紋，並且肌肉鬆弛、無彈性，同時5線始端又出現「島」形紋，提示患有直腸炎。

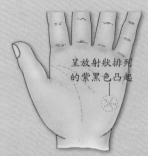

呈放射狀排列的紫黑色凸起

腸區若出現邊緣不清楚的紫黑色凸起，且呈放射狀排列，提示可能患有直腸癌。

小腸和十二指腸區

小腸和十二指腸區位置及手紋含義

　　小腸、十二指腸區位於2線尾端。以無名指與小指指縫為點，向下做垂線至2線，與2線相交的部位就是小腸、十二指腸區的位置。

　　患有腸炎的人，此區會出現大量的「十」字紋且顏色發青。若出現「井」字紋，則提示患有慢性腸炎。慢性腸炎好發於大腸，但也可發生在小腸。發生在大腸的慢性腸炎主要是潰瘍性大腸炎，發生在小腸的主要是克隆氏症，此外還有腸結核、腸傷寒、腸過敏等慢性疾病引起的腸炎。常見的症狀有腹部不適、長期持續腹瀉、全身倦怠感、食慾不振、體重減輕等。

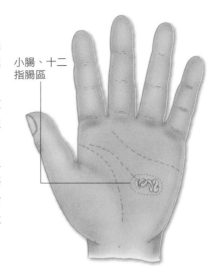

小腸、十二指腸區

小腸和十二指腸區病理變化

　　十二指腸炎的患者，除了在腸區出現「十」字紋或「井」字紋外，多數患者會有手掌長於手指的特徵。此病症狀缺乏特異性，主要表現為上腹部疼痛、噁心、嘔吐、嘔血和黑便，有時和十二指腸潰瘍難以區分，單純的症狀無法確診病情。本病常與慢性胃炎、慢性肝炎、肝硬化、膽道疾患或慢性胰腺炎並存，需要及早發現，及時治療。

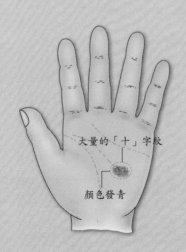

大量的「十」字紋

顏色發青

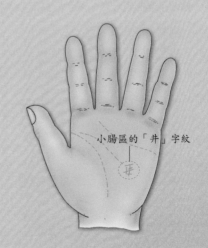

小腸區的「井」字紋

此區若有大量的「十」字紋，且顏色發青，提示患有腸炎。患有十二指腸炎的患者，除出現上述表徵外，還會有手掌長於手指的特徵。

小腸區出現「井」字紋，提示患有慢性腸炎。

膀胱和攝護腺區

膀胱和攝護腺區位置及手紋含義

膀胱一區位於小指根部，小指掌指褶紋與1線之間。膀胱二區位於3線尾部，腎區的下面，重疊腎區的1/2。攝護腺一區位於3線尾端，大小魚際交接處，腕橫紋中部上1公分處，靠近大魚際邊緣。攝護腺二區位於坤位，與膀胱一區相重疊。

攝護腺一區如果出現片狀紅斑，且攝護腺二區出現大量的豎紋，提示患有慢性攝護腺炎。此病是一種發病率非常高的男性疾病，由於其病因、病理改變，臨床症狀複雜多樣，目前尚無確切有效的治療方法。

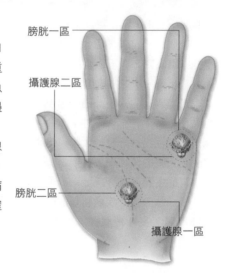

膀胱一區
攝護腺二區
膀胱二區
攝護腺一區

膀胱和攝護腺區病理變化

膀胱炎的掌紋特徵與慢性攝護腺炎的掌紋特徵相似，只是紋理的位置略高一點。膀胱炎是泌尿系統最常見的疾病，尤以女性多見。

攝護腺增生患者，在攝護腺一區會出現「島」形紋，並在攝護腺二區出現凌亂豎紋。此病為男性膀胱重要病變之一，主要症狀為排尿異常。

膀胱區若出現紅色，表示心火熾盛，移熱於小腸，是心與小腸相表裡的緣故。主要症狀表現為口渴、心煩、口腔糜爛、小便赤黃等。

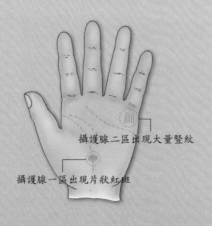

攝護腺二區出現大量豎紋
攝護腺一區出現片狀紅斑

攝護腺一區出現片狀紅斑，且攝護腺二區出現大量的豎紋，提示患有慢性攝護腺炎。

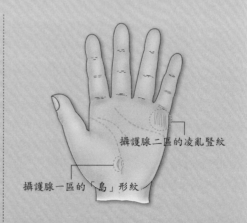

攝護腺二區的凌亂豎紋
攝護腺一區的「島」形紋

攝護腺一區出現「島」形紋，並在攝護腺二區出現凌亂豎紋，提示患有攝護腺肥大。

Chapter 8
手診手療婦科、兒科疾病

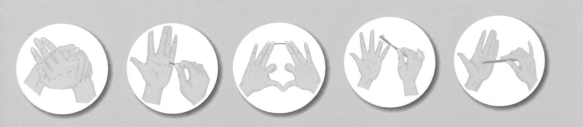

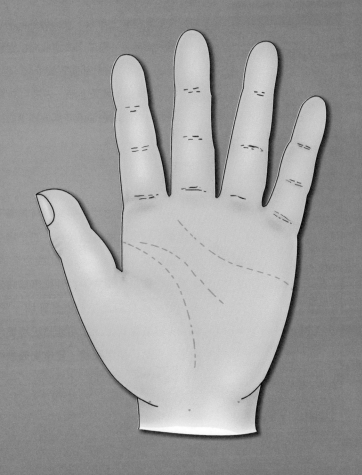

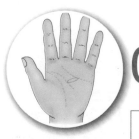

01 乳腺增生
疏肝健脾、軟堅散結

概念

乳腺增生俗稱「小葉增生」，它是女性乳腺疾病中的常見病，是以乳腺小葉和中段、末段導管的擴張、增生和囊性改變為主要特徵的一個病變過程。

乳腺增生手操療法

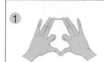

把一根火柴棒放在兩中指尖端用力夾住，同時兩手拇指相互抵住，兩手食指內收。

左手掌掌心向上，五指散開，右手掌從後面叉入左手五指縫中，手指內收用力點按左手。

右手掌橫握左手掌，壓住左手內收小指，左手三指搭按右手手背。

循因
引起疾病的主要原因

中醫認為：情志不暢，肝氣不得正常疏洩而氣滯血淤，衝任不調者，常有月經紊亂，面部色斑。現代醫學認為：女性高齡不孕、性生活失調、人工流產、高脂、高熱量飲食導致脂肪攝入過多、飲酒和吸菸等不良生活習慣，以及外在環境和遺傳因素等都是乳腺發病的主要原因。

辨證
疾病臨床表現及症狀

（1）腫塊呈結節狀，大小不一，質韌而有囊性感，與皮膚和深層組織之間無黏連並可推動。腫塊可發於單側或雙側乳房內，單個或多個，一般好發於乳房外上象限。大部分的乳房腫塊會隨月經週期而變化，月經前腫塊增大變硬，月經來潮後腫塊縮小變軟。

（2）腋窩、肩背部偶有酸脹感，但腋窩淋巴結無腫大。

（3）偶伴有乳頭溢液，溢液可為黃色、黃綠色或為無色漿液性。如果出現血性或咖啡色溢液時需要謹慎對待了。

調理
日常護理要點

有乳腺增生的女性如果同時具備下面幾種情況就需要警惕了：一是出現乳腺增生的時間較長，二是增生的結節摸上去很多、很明顯，三是自己的年齡是在40～60歲之間的癌症好發期，四是有家族史。如果兼有這幾個因素，女性就應該特別注意身體的變化，免得危及健康。最後要特別重視無痛性腫塊。乳腺癌腫塊在早期可能沒有疼痛感，一旦感覺到疼痛很可能是已經處於中期或者是晚期，所以乳房腫塊越不痛越要引起重視。建議到醫療院所進行檢查，以排除乳腺癌的可能。

看手診病
疾病手部特徵圖解展示

色澤特徵

手紋變化

肝區顏色
青暗

大魚際顏色
發青

與1線和2線相
切的「島」形紋

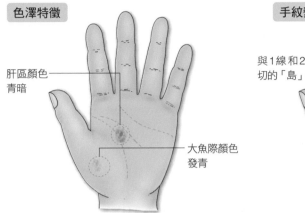
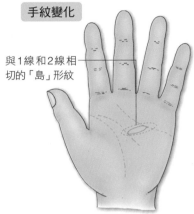

手診方法

① 大魚際顏色發青，肝區青暗，提示乳腺增生。

② 無名指下手掌兩條主線之間有傾斜的冬青樹葉狀「島」形紋符號，相切兩主線，提示乳腺增生。若出現雙重葉狀「島」形紋，則提示患側腋窩部淋巴結炎。

手療治病
疾病手部按摩療法圖解展示

心穴：
擦法20次

腎穴：
擦法20次

勞宮穴：
擦法20次

生殖穴：
擦法20次

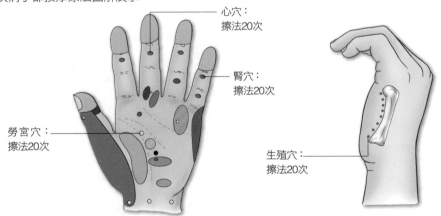

部位	步驟	選穴	方法
手心	第一步	心穴	擦法20次
	第二步	腎穴	擦法20次
	第三步	勞宮穴	擦法20次
手側	第四步	生殖穴	擦法20次

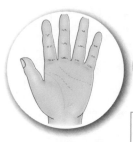

02 痛經
調經止痛、順暢氣血

痛經手操療法

兩拇指、小指相抵，其餘三指如圖所示交叉。

把戒指戴在中指第二關節處，並上下移動戒指。

把戒指戴在小指根部，並上下移動戒指。

循因
引起疾病的主要原因

　　此病多因生殖器官病變引起，如子宮發育不良、子宮頸管口狹窄、子宮內膜異位等。亦可由於精神體質因素，如精神過度緊張、神經過敏、慢性疾病、貧血等引起痛經。原發性痛經是週期性月經期出現腹痛但沒有器質性疾病。

辨證
疾病臨床表現及症狀

　　臨床上一般表現在月經來潮1～2天出現下腹部陣發性絞痛，可放射到外陰、肛門及腰部，常常伴有噁心、嘔吐、頭痛、頭暈、甚至臉色蒼白、出汗、手足冰冷等。當經期過後，疼痛逐漸消失。

調理
日常護理要點

　　患者配合適當的保健操或保健功能活動，對幫助子宮恢復位置是相當有益的。具體的方法有以下兩種：①仰臥：每天2～3次併腿仰臥，雙膝稍屈起，做腹式呼吸20次。腹式呼吸是吸氣時胸部不擴張、腹部隆起，呼氣時胸部不收縮而腹部收縮凹陷。②直立：腳跟提起，再放下。每回做20次，每天3回。

　　痛經其實是很多婦科疾病的表現之一，痛經有可能掩蓋了正在發生的其他疾病，經期的腰痛可能是因為子宮後位或其他疾患所致。因此，痛經時應根據症狀進行治療，以免延誤病情。一般來說，經期發熱、下腹墜痛可能是骨盆腔炎；如果經血顏色為淡茶褐色，或氣味發生變化，同時體溫升高、下腹痛，則可能是子宮內膜炎；如果痛經越來越厲害、持續時間越來越長，則可能是子宮內膜異位症。

看手診病
疾病手部特徵圖解展示

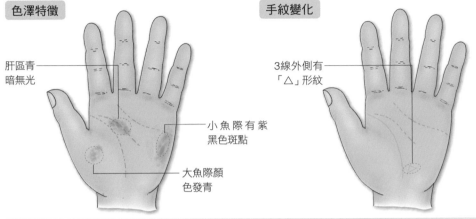

色澤特徵

肝區青
暗無光

小 魚 際 有 紫
黑色斑點

大魚際顏
色發青

手紋變化

3線外側有
「△」形紋

手診方法

① 小魚際有紫黑色斑點，按之不易褪色。大魚際處顏色發青，表示小腹部位有淤血。肝區青
暗，多為肝腎虛損，不能濡養胞脈，行經後綿綿作痛。

② 3線的外側有一個明顯的小「△」形紋符號，多提示患有痛經。

手療治病
疾病手部按摩療法圖解展示

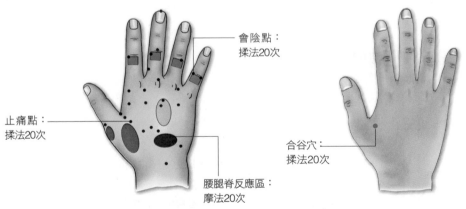

會陰點：
揉法20次

止痛點：
揉法20次

合谷穴：
揉法20次

腰腿脊反應區：
摩法20次

部位	步驟	選穴	方法
手背	第一步	止痛點	揉法20次
	第二步	會陰點	揉法20次
	第三步	腰腿脊反應區	摩法20次
手背	第四步	合谷穴	揉法20次

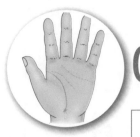

03 | 月經不調
調經止痛、溫經補血

概念

月經不調是女性的一種常見疾病,凡月經週期紊亂、出血期延長或縮短、出血量增多或減少、經質異常並出現某些不適等症狀者稱月經不調。

月經不調手操療法

掌面朝外,把1元硬幣橫卡在中指與無名指指縫根部,用指力夾住,並向指頂端方向移行。

掌面朝外,把1元硬幣放在無名指與小指指縫中,用力夾住,使硬幣稍微上下移動而不掉落。

戒指戴在無名指中節上,用手轉動戒指對手指進行刺激。

循因
引起疾病的主要原因

(1)內分泌功能失調:主要是由於後腦垂體卵巢軸的功能不穩定或是有缺陷,導致月經不調。(2)長期的精神壓抑、生氣或遭受重大精神刺激和心理創傷,都可能導致月經失調或痛經、閉經。(3)器質病變或藥物:包括生殖器官局部的炎症、腫瘤及發育異常、營養不良、顱內疾患、肝臟疾患、血液疾患等。

辨證
疾病臨床表現及症狀

表現為月經週期或出血量的紊亂,有以下幾種情況:①不規則子宮出血:如月經過多或持續時間過長,常見於子宮肌瘤、子宮內膜息肉、子宮內膜異位症等;②功能性子宮出血:是由內分泌調節系統失調所引起的子宮異常出血,而內外生殖器無明顯器質性病變;③停經後陰道出血:指月經停止6個月後的出血,常由惡性腫瘤、炎症等引起;④閉經:凡年過18歲仍未行經者稱為原發性閉經;在月經初潮以後,正常停經以前的任何時間內(妊娠或哺乳期除外),月經閉止超過6個月者稱為續發性閉經。

調理
日常護理要點

月經不調的患者在經期應該注意以下幾個方面:①經期應注意保暖,防止寒邪侵襲;注意休息、減少疲勞,加強營養,增強體質;應盡量控制劇烈的情緒波動,保持心情愉快。②經期要注意飲食調理,經前和經期忌食生冷、寒涼之食物,以免寒凝血淤而使痛經加重。

如果月經不調持續較長的一段時間,就需要注意了。因為月經不調一般是由排卵功能異常引起的,檢測排卵最實用、最方便的方法是測定基礎體溫。早上醒來測量體溫,並把每天的溫度記下來,就可以看到先低後高再低的月經曲線,若沒有變化則為排卵功能異常,需要查明原因。如果月經週期長而排卵正常,極有可能是卵泡發育比較慢,這時則需要調理一下。

看手診病
疾病手部特徵圖解展示

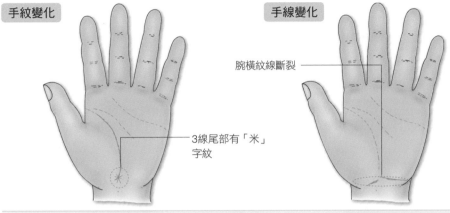

手紋變化

手線變化

腕橫紋線斷裂

3線尾部有「米」字紋

手診方法

① 有青筋穿過腕橫紋伸向大魚際，或腕橫紋線變淺、斷裂，提示月經不調。

② 3線尾部有「米」字紋或「十」字紋，提示卵巢功能失調導致月經不調。

手療治病
疾病手部按摩療法圖解展示

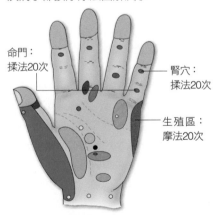

命門：
揉法20次

腎穴：
揉法20次

生殖區：
摩法20次

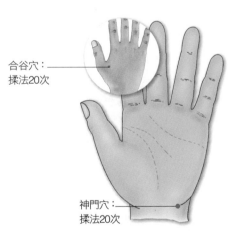

合谷穴：
揉法20次

神門穴：
揉法20次

部位	步驟	選穴	方法
手心	第一步	生殖區	摩法20次
	第二步	腎穴	揉法20次
	第三步	命門	揉法20次
手側	第四步	合谷穴	揉法20次
	第五步	神門穴	揉法20次

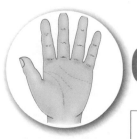

04 子宮肌瘤
活經通絡、益氣止痛

子宮肌瘤手操療法

戒指戴在無名指中節上，用手轉動戒指對手指進行刺激。

把手錶或鬆緊帶戴在手掌上，使手伸縮帶動手錶或鬆緊帶伸縮。

把手錶或鬆緊帶戴在食指、無名指和小指上，中指在上，五指盡力張開。

循因
引起疾病的主要原因

子宮肌瘤的病因尚不明瞭，但根據大量臨床觀察和研究結果證明，子宮肌瘤是一種依賴於雌激素生長的腫瘤。如臨床常見於育齡女性，30～50歲多見，尤其是在高雌激素環境中，如妊娠、外源性高雌激素等情況下生長明顯，而停經後肌瘤則逐漸縮小。子宮肌瘤患者又常伴卵巢充血、脹大、子宮內膜增生過厚，提示這與雌激素刺激過多有關。

辨證
疾病臨床表現及症狀

子宮肌瘤的典型症狀為月經過多和續發貧血；經期延長，間隔縮短，不規則或淋漓不斷的陰道出血，下腹部有包塊，白帶增多。除此之外還會因為子宮前壁的肌瘤壓迫膀胱，而引起頻尿、尿急；子宮頸肌瘤尚可引起排尿困難、尿瀦留、下腹墜脹不適、便秘等症狀，嚴重的還可能引起不孕或流產。

調理
日常護理要點

患有子宮肌瘤的患者在平時的飲食中需要十分注意。採用下面的方法會對身體的恢復有所幫助：①飲食宜清淡，忌食羊肉、蝦、蟹、鰻魚、鹹魚、黑魚等發物；②忌食辣椒、麻椒、生蔥、生蒜、白酒等刺激性食物及飲料；③禁食桂圓、紅棗、阿膠、蜂王漿等熱性、凝血性和含荷爾蒙成分的食品；④如確診為子宮肌瘤後，女性應定期複查，依據病情的發展採取及時的治療措施；⑤人工流產可能損傷子宮頸或子宮，增加女性患子宮肌瘤的風險。因此，女性應在日常生活中做好避孕措施，減少人工流產的次數，從而降低子宮肌瘤的發病率。注意經期保健，有助於緩解子宮肌瘤患者月經血量過多的現象，減少嚴重併發症的發生。

有些人認為子宮肌瘤是良性腫瘤，所以不去重視它，但是子宮肌瘤仍會造成月經紊亂、貧血；壓迫膀胱或腸道，造成小便次數過多或便秘；引起下腹部疼痛；引發輸卵管炎、卵巢炎、骨盆腔炎等婦科炎症。子宮肌瘤併發症多因腫瘤蒂扭轉或急性子宮內膜炎導致。

看手診病
疾病手部特徵圖解展示

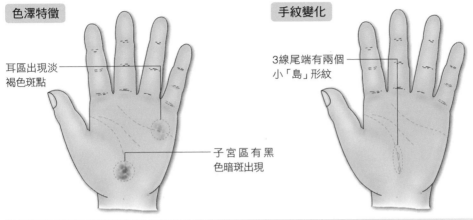

色澤特徵

耳區出現淡
褐色斑點

子宮區有黑
色暗斑出現

手紋變化

3線尾端有兩個
小「島」形紋

手診方法

① 子宮區出現黑色暗斑，耳區出現淡褐色斑點，提示患者有月經過多和續發貧血等症狀出現。

② 3線尾端有兩個緊密相連的小「島」形紋，提示子宮肌瘤信號。

手療治病
疾病手部按摩療法圖解展示

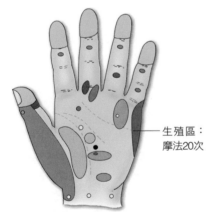
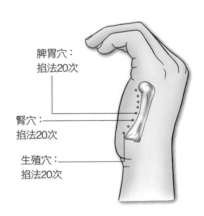

生殖區：
摩法20次

脾胃穴：
掐法20次

腎穴：
掐法20次

生殖穴：
掐法20次

部位	步驟	選穴	方法
手心	第一步	生殖區	摩法20次
手側	第二步	脾胃穴	掐法20次
	第三步	生殖穴	掐法20次
	第四步	腎穴	掐法20次

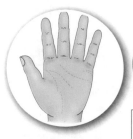

05 | 不孕症
培補腎氣、化痰祛淤

不孕症手操療法

右手掌心向上，小指內收，左手俯置於右手掌面之上，壓住右手手背，擠壓右手小指。

兩手掌相對，彎曲大拇指、食指、無名指、小指，叉入對掌中指尖用力擠壓。

左掌掌心向下，散開五指。右手壓左手掌，五指散開，旋轉擦摩20次。

循因
引起疾病的主要原因

不孕症的因素很多，主要分為原發性不孕及續發性不孕。原發性不孕是從未受孕，續發性不孕是曾經懷孕以後又不孕。受環境、經濟、文化程度及醫療設備等多種條件影響，造成如先天性無卵巢、多囊卵巢、輸卵管發炎、子宮內膜異位症、子宮肌瘤及子宮頸炎、子宮頸狹窄等。某些研究者認為，心理因素引起不孕是較常見的，故保持良好的心理衛生也很重要。

除此之外，有些夫婦還會有不明原因的不孕，可能是以下幾方面的原因所致：①不良的子宮頸分泌物影響；②子宮內膜對早期胚胎的接受性較差；③輸卵管的蠕動功能不良；④輸卵管傘端拾卵功能缺陷；⑤黃體素機能不足；⑥輕微的激素分泌欠佳，如黃體功能不足；⑦精子和卵子受精能力受損；⑧輕度子宮內膜異位症；⑨免疫因素，如抗精子抗體、抗透明帶抗體或抗卵巢抗體；⑩腹膜巨噬細胞功能異常；腹腔液中抗氧化功能受損。

辨證
疾病臨床表現及症狀

夫婦同居2年以上，沒有採取避孕措施而未能懷孕。

調理
日常護理要點

不孕症的患者在心理上會有一定的壓力，因此在日常生活中更加需要關心和愛護。飲食上需要增加營養，經常服用多種維生素，如維生素A、維生素B群、維生素C、維生素E等有利於增加受孕機會。避免不良環境因素，對一些可能影響生育的工作應當小心防護。特別注意的是，人工流產後要多休息。俗話說「小產之傷十倍於大產」，手術流產術後很容易引起生殖道感染、輸卵管不通，並且易損傷子宮和腎氣，引起內分泌失調，從而導致不能自然受孕。特別是如果術後沒有好好休息，更易引起不孕。

看手診病
疾病手部特徵圖解展示

手紋變化　　　　　　　　　　　　　　**手線變化**

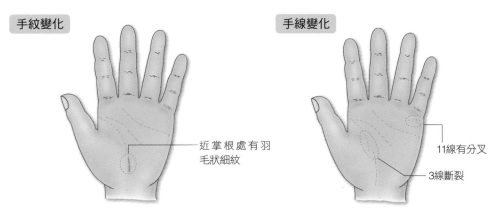

近掌根處有羽
毛狀細紋

11線有分叉

3線斷裂

手診方法

① 腎區及生殖區皮膚枯白，青筋浮現，多屬器質性病變引起的不孕症。

② 坤位低陷，青筋突出，提示生殖功能低下，不孕。坎位皮膚乾枯蒼白，表明生殖功能衰弱，不易受孕。

③ 11線短且有分裂或消失或沒有，3線短或斷裂，多屬於性功能減退，女性性冷感，不易懷孕。

④ 近掌根處有羽毛狀細紋或橫向艮位的橫斷線，亦屬不孕傾向。

手療治病
疾病手部按摩療法圖解展示

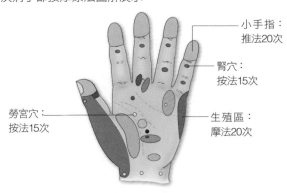
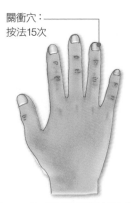

小手指：
推法20次

腎穴：
按法15次

生殖區：
摩法20次

勞宮穴：
按法15次

關衝穴：
按法15次

部位	步驟	選穴	方法
手心	第一步	腎穴	按法15次
	第二步	生殖區	摩法20次
	第三步	小手指	推法20次
手心	第四步	勞宮穴	按法15次
手背	第五步	關衝穴	按法15次

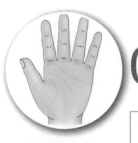

06 | 帶下
健脾利濕、補腎止帶

概念

在青春期、月經期、妊娠期時，白帶可能增多，屬正常現象。如果白帶比平時增多，顏色異常，有腥臭味，並且伴有陰部搔癢的症狀，則是帶下病。

帶下手操療法

右手掌橫握左手掌，壓住左手內收小指，左手三指搭按右手手背。

左手掌掌心向上，五指散開，右手掌從後面叉入左手五指縫中，手指內收用力點按左手。

③

兩手掌向內交叉，用力相互擠壓外推。

循因
引起疾病的主要原因

　　此病由滴蟲、黴菌、致病菌等引起，也可因生殖器官息肉或腫瘤所致，單純白帶量多，多無器質性改變。

辨證
疾病臨床表現及症狀

　　（1）單純白帶增多，常見於排卵期、經行後、妊娠期。
　　（2）豆腐渣樣或凝塊樣白帶，為黴菌性陰道炎所特有。
　　（3）血性白帶，常見於老年陰道炎、子宮頸息肉。
　　（4）米湯樣腥臭白帶，多為生殖器官晚期癌腫組織壞死變性所致。
　　（5）黃色黏稠、有臭味的膿性白帶，多為細菌感染所致。

調理
日常護理要點

　　帶下病患者一般不需要特殊護理，在生活中須注意以下幾方面。（1）要節慾益腎。一般以每週1～2次為度。（2）要調攝情志。理智地控制自己的感情，避免情志不舒、肝鬱火旺而導致赤帶。（3）要夫婦同治。丈夫生殖器及尿道中存留的滴蟲及黴菌，可能因性交進入妻子陰道，從而引發滴蟲性、黴菌性帶下病。所以夫妻的內衣應常洗換。另外，每次性交前，雙方應先沖洗生殖器。
　　除此之外，還可以採用食療的方法輔助調理身體。譬如：①銀杏黃豆鯽魚湯。具體做法是：鯽魚一條（約250克），銀杏12克，黃豆30克。銀杏去殼，洗淨；黃豆洗淨後用清水浸泡1小時；鯽魚宰殺後處理乾淨。把全部用料放入鍋內，加適量清水，大火煮沸後，改小火煲2小時，調味即可。②蓮子枸杞湯：將30克蓮子（去心）、30克枸杞一同洗淨，加水800毫升，煮熟後食藥飲湯，平均每日2次，一般7～10天見效，適用於白帶增多者。③扁豆止帶煎：白扁豆30克，淮山30克，紅糖適量。白扁豆用洗米水浸透去皮，同淮山共煮至熟，加適量紅糖，每日服用2次。

看手診病
疾病手部特徵圖解展示

手紋變化　　　　　　　　　　　　　**手線變化**

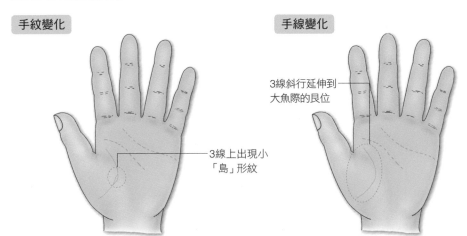

3線斜行延伸到大魚際的艮位

3線上出現小「島」形紋

手診方法

① 3線未完整環繞大魚際，而斜行延伸到大魚際的艮位，表明該女性多出現婦科疾病。

② 3線上出現小「島」形紋，表明身體衰弱，衝任不固，為帶下病的先兆現象。

手療治病
疾病手部按摩療法圖解展示

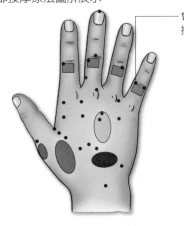

會陰點：
按法15次

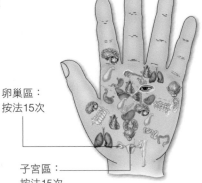

卵巢區：
按法15次

子宮區：
按法15次

部位	步驟	選穴	方法
手背	第一步	會陰點	按法15次
手心	第二步	子宮區	按法15次
	第三步	卵巢區	按法15次

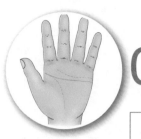

07 卵巢囊腫
活經通絡、祛淤散結

卵巢囊腫是卵巢腫瘤中最多見的一種，分漿液性和黏液性兩種。漿液性囊腫為單房、含漿液。黏液性囊腫為多房、含黏液，可發展成巨大腫瘤、良性畸胎瘤等。

卵巢囊腫手操療法

右手掌放在左手掌中，左手四指內收與拇指一起擠壓右手手掌，同時右手掌則用力對抗。

用右手五指呈離心方向緩慢地拔伸左手小指根部15次。

用左手五指呈離心方向緩慢地拔伸右手小指根部15次。

循因
引起疾病的主要原因

（1）遺傳因素：據統計，20%～25%的卵巢腫瘤患者均有家族史。

（2）環境及生活方式因素：食物的污染，如蔬菜等使用的植物生長激素，家畜家禽等配方飼養中瘦肉精類的激素成分，以及部份青年女性濫用諸如豐胸、減肥及減緩衰老等的激素類藥物及滋補品等。

（3）內分泌因素：卵巢雖小，卻是產生卵子、排卵和平衡內分泌的重要器官，卵巢腫瘤多發生於內分泌旺盛的生育年齡，所以認為其發病多與內分泌失調有關。臨床上很多患者的生理變化是卵巢產生過多雄激素，而雄激素的過量產生是由於體內多種內分泌系統功能異常協同作用的結果。

（4）個人因素：生活習慣不好、心理壓力過大造成體質過度酸化、人體整體的機能下降，免疫功能降低，從而引發卵巢囊腫，甚至癌變。

辨證
疾病臨床表現及症狀

隨腫瘤的增大會出現下腹不適，腹部出現膨隆包塊。出現巨大腫瘤時，會有排便困難、呼吸困難等壓迫症狀。腹部或下腹部可按及包塊。

調理
日常護理要點

卵巢囊腫雖然是常見的婦科病，卻很少受到人們的關注，所以需要透過以下的方法來進行定期的自我檢查，盡量避免因發現過晚而延誤病情。需要注意下面的這些情況：①出現頻尿，但無尿痛、尿急，或大便秘結現象；②自覺小腹增大，褲腰顯得緊小，自己可摸及下腹有包塊，尤其是早晨明顯，排尿後又消失；③婦科檢查發現卵巢腫塊。

如果出現以上情況，除到醫院檢查治療外，還可採用食療的方法進行調理，少吃以下食品有助於患者的病情好轉：①蔬菜類：辛辣香燥發散之品，如香菜等；②家禽家畜類：性暖溫補之品，如公雞、鯉魚、羊肉、牛肉等；③調味品類：辛辣發散之品，如辣椒、花椒、八角、肉桂等；④瓜果類：溫陽補氣之品，如荔枝乾、龍眼乾等。

看手診病
疾病手部特徵圖解展示

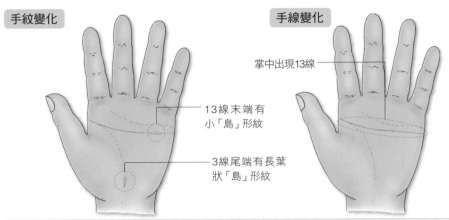

手紋變化

手線變化

掌中出現13線

13線末端有
小「島」形紋

3線尾端有長葉
狀「島」形紋

手診方法

① 掌中出現13線，提示可能患有卵巢囊腫。

② 3線尾端有長葉狀「島」形紋，13線末端有小「島」形紋，提示卵巢囊腫病情進一步加重，要引起足夠重視。

手療治病
疾病手部按摩療法圖解展示

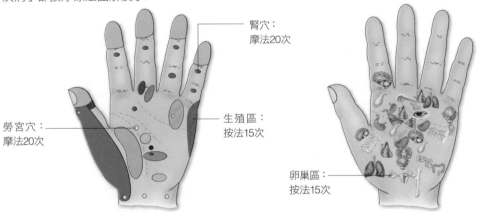

腎穴：
摩法20次

勞宮穴：
摩法20次

生殖區：
按法15次

卵巢區：
按法15次

部位	步驟	選穴	方法
手心	第一步	生殖區	按法15次
	第二步	勞宮穴	摩法20次
	第三步	腎穴	摩法20次
手心	第四步	卵巢區	按法15次

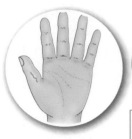

08 | 小兒消化不良
健脾益氣、和胃化濕

小兒消化不良手操療法

孩子左手掌向上，家長用兩手中指、無名指、小指三指托住，左右食指共同揉按，中指旁揉。

家長右手拿起孩子左食指、中指、無名指三指，孩子掌心向上。家長左手從總經搓摩天河至肘再至總經。

孩子掌心向上，家長推孩子虎口和四指的第一、二、三關節。

循因
引起疾病的主要原因

　　餵食不當，引起胃腸功能紊亂；嬰幼兒吃了被細菌污染的食物，引起腸胃道發炎；濫用抗生素，腸胃道內菌群失調，乳酸桿菌等正常細菌受到抑制，雜菌卻大量生長繁殖；天氣變冷，身體抵抗力低，小兒肚子受涼也可能是消化不良的誘因。

辨證
疾病臨床表現及症狀

　　（1）單純性消化不良：一天腹瀉次數在10次以下，大便呈黃色或帶綠色，水分不多，腹部脹氣，偶有嘔吐，有時發熱，但體溫不太高，病兒食慾不振但精神尚好。

　　（2）中毒性消化不良：病情較嚴重，發病突然，體溫較高，每天排便次數一般在20次左右，甚至更多。大便常呈水狀或呈蛋花湯狀，無裡急後重（下墜）感。嘔吐頻繁，每天可在10次以上，易產生嚴重脫水。

調理
日常護理要點

　　小兒消化不良是兒童的常見病，需要家長對孩子的飲食進行調理，幫助孩子及早康復。注意：①對嬰幼兒要盡量給予母乳哺養，不要在夏季讓孩子斷奶；②餵奶要定時，不可一次餵太多，兩次餵奶中間要讓孩子飲用適當白開水；③孩子斷奶以後要確實做好飲食衛生，不要讓孩子吃剩飯、剩菜和不乾淨的食物；④嬰幼兒不宜吃得過多。

　　世界衛生組織專家發現過分貪吃的孩子智商低。因為胃中食物過多時，大量血液被運送到腸胃道幫助消化，所以腦部的血液供應量減少，時間長了，大腦的功能就會減弱。而且進食過多會使消化系統神經長期處於興奮狀態，而控制語言、記憶、思維等智力活動的神經則處於抑制狀態，孩子就很難對新事物、新知識產生興趣。長此以往，孩子不但容易健忘，智力發育也會受到影響。

看手診病
疾病手部特徵圖解展示

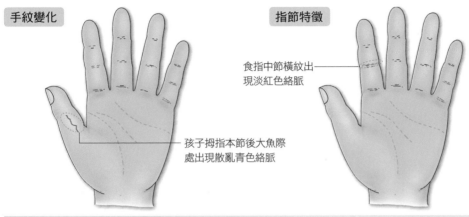

手紋變化

指節特徵

食指中節橫紋出—
現淡紅色絡脈

孩子拇指本節後大魚際
處出現散亂青色絡脈

手診方法

① 孩子拇指本節後大魚際處出現散亂青色絡脈。

② 食指中節橫紋出現淡紅色絡脈。

手療治病
疾病手部按摩療法圖解展示

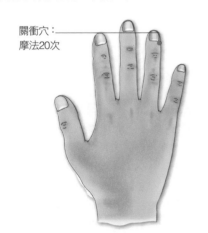

關衝穴：
摩法20次

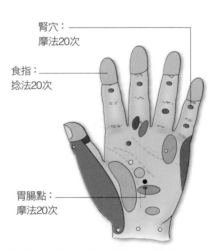

腎穴：
摩法20次

食指：
捻法20次

胃腸點：
摩法20次

部位	步驟	選穴	方法
手背	第一步	關衝穴	摩法20次
手心	第二步	食指	捻法20次
	第三步	腎穴	摩法20次
	第四步	胃腸點	摩法20次

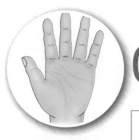

09 百日咳
疏風止咳、潤肺健脾

百日咳手操療法

家長左手握住孩子腕部,右手大拇指掐孩子手指上對應的心、肝、脾部位,各掐1下,各搖24下。

家長用左手拿起孩子左手四指,右手四指略托住孩子手背,用大拇指自乾摩至震,自坤摩至坎。

家長用右手拇指、食指、中指,捏孩子手指上對應的肝、肺部位;左手拇指、食指、中指捏小兒陰陽二穴。

循因
引起疾病的主要原因

百日咳是由百日咳嗜血桿菌引起的急性呼吸道傳染病,百日咳桿菌侵入並感染呼吸道後,黏附於呼吸道上皮細胞纖毛上,繁殖並產生毒素而致病。

辨證
疾病臨床表現及症狀

炎症期表現為微熱、咳嗽、流鼻涕等,類似感冒的症狀,為期7天左右,以後咳嗽日漸加重,常日輕夜重。痙咳期出現明顯的痙攣性咳嗽,咳嗽逐漸加重,且呈陣發性咳嗽,尤以夜間為多。發作時以短咳形式連續咳十餘聲至數十聲,形成不斷的呼氣。咳畢有特殊的雞鳴樣回聲,易引起嘔吐。痙咳時患兒常面紅唇紺、舌向外伸、表情焦急、頸靜脈弩張、軀體彎曲。劇咳可致面部浮腫、眼瞼浮腫、眼結膜出血、鼻衄,重者可致顱內出血。痙咳次數隨著病勢發展而增多,進食、哭鬧、受涼、煙塵刺激、情緒激動等均可誘發,病程常延長到2～3個月。

調理
日常護理要點

百日咳由於具有傳染性,所以在對患病的孩子的日常護理中需要格外注意:①患病的孩子應該隔離4～7週。患病期間不宜在精神上刺激患兒,要加強孩子的營養,並要盡量帶患兒去戶外活動。②注意孩子的保暖,預防風寒感冒。讓孩子適當休息,多飲開水。孩子居住的房間要注意通風,保持室內空氣流通,避免煤氣、煙塵等刺激。③由於百日咳的咳嗽是陣發性的,因此應該讓孩子在空氣新鮮的地方適當作些活動和遊戲,事實證明這樣往往會減輕咳嗽症狀。④飲食要少量多餐,保持室內的空氣清新,室內溫度宜保持在18～22℃,濕度60%,避免煙塵刺激而誘發咳嗽。

看手診病
疾病手部特徵圖解展示

手紋變化

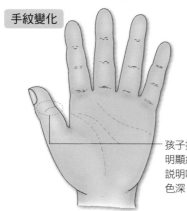

指節特徵

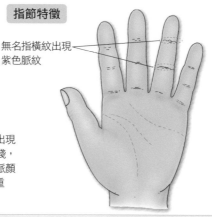

無名指橫紋出現
紫色脈紋

孩子拇指橫紋中央處出現
明顯絡脈，絡脈顏色淺，
說明咳嗽症狀輕，絡脈顏
色深，說明咳嗽症狀重

手診方法

① 孩子拇指橫紋中央處出現明顯絡脈，絡脈顏色淺，說明咳嗽症狀輕，絡脈顏色深，說明咳嗽症狀重。

② 無名指橫紋出現紫色脈紋。

手療治病
疾病手部按摩療法圖解展示

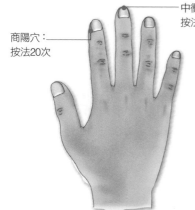

商陽穴：
按法20次

中衝穴：
按法20次

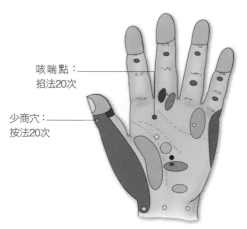

咳喘點：
掐法20次

少商穴：
按法20次

部位	步驟	選穴	方法
手心	第一步	少商穴	按法20次
手背	第二步	商陽穴	按法20次
手背	第三步	中衝穴	按法20次
手心	第四步	咳喘點	掐法20次

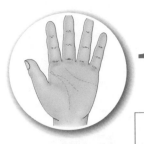

10 小兒遺尿
益腎壯陽、補氣健脾

小兒遺尿手操療法

家長用兩手托住孩子手背，將兩大拇指往外陰陽二穴推分。陽穴宜重，陰穴宜輕。

家長左手拿起孩子肘部，手向下輕擺三、四下。再用左手托在孩子肘上，右手托住孩子手背，拇指掐虎口，由上往下順搖24下。

家長用左手四指托住孩子手背，拇指掐孩子掌心，逐指推運。

循因
引起疾病的主要原因

引起遺尿的原因，有些是由於泌尿生殖器官的局部刺激，如包莖、包皮過長、外陰炎、先天性尿道畸形、尿路感染等，另外與全身疾病如脊柱裂、癲癇、糖尿病、尿崩症等有關。但是絕大多數小兒遺尿的出現與疾病無關，而是由於心理因素或其他各種因素造成的。孩子因為沒有受到排尿訓練，所以沒有形成良好的夜間排尿習慣，久之容易發生夜間尿床。孩子不能適應睡眠環境或氣溫的突然變化也可能發生遺尿。

辨證
疾病臨床表現及症狀

小兒遺尿是兒童時期的常見病症，主要表現為睡眠時尿床，且有部分患兒在清醒時也不能自控而排尿，且伴有嗜飲水現象。小兒遺尿一般在嬰幼兒時期得病，有的為一時性行為，數月後消失，也有的是長期患病遷延不癒。

調理
日常護理要點

家長應注意白天不要讓孩子過度疲勞，要讓孩子養成臨睡前排空小便再上床的習慣。鼓勵孩子在排尿中間中斷排尿，然後再把尿排盡，訓練並提高孩子膀胱括約肌控制排尿的能力。在晚上睡覺的時候注意孩子的睡姿，因為有些孩子習慣於仰臥或趴著睡覺，膀胱一旦受到壓迫，便容易在夢中遺尿，因此家長要設法讓孩子側臥睡覺，以減少對膀胱的壓迫，增強對排尿的控制力。除此之外，家長還可以利用食療的方法鞏固療效。

（1）蓮子粉粥

配方：蓮子粉20克，粳米100克。製法：粳米與蓮子粉同入鍋內，加水適量，置武火上煮沸，再用文火熬成粥。

（2）紅豆薏仁粥

配方：紅豆30克，薏仁30克。製法：以上二味加適量水，煮至薏仁熟爛即可。

看手診病
疾病手部特徵圖解展示

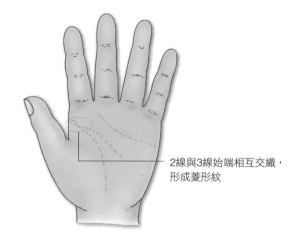

2線與3線始端相互交織，
形成菱形紋

手診方法

① 2線與3線始端相互交織，形成菱形紋。

手療治病
疾病手部按摩療法圖解展示

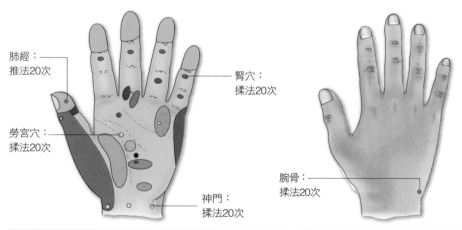

肺經：
推法20次

腎穴：
揉法20次

勞宮穴：
揉法20次

神門：
揉法20次

腕骨：
揉法20次

部位	步驟	選穴	方法
手心	第一步	肺經	推法20次
	第二步	腎穴	揉法20次
	第三步	神門	揉法20次
手背	第四步	腕骨	揉法20次
手心	第四步	勞宮穴	揉法20次

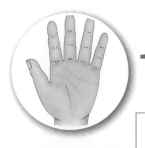

11 小兒疳積
健脾和胃、調和氣血

小兒疳積是一種常見病症，是指由於餵養不當，或多種疾病的影響，使脾胃受損而導致全身虛弱、面黃消瘦、發枯等慢性病症，即平常所說的「營養不良」。

小兒疳積手操療法

家長用左手拿起孩子左手四指，右手四指略托住孩子手背，用大拇指自乾摩至震，自坤摩至坎。

孩子掌心向上，家長推孩子虎口和四指的第一、二、三關節。

家長用左手拇指掐孩子總筋，右手大拇指、中指像彈琴般彈過曲池。

循因
引起疾病的主要原因

由於嬰幼兒時期臟腑嬌嫩，身體的生理功能尚未成熟與完善，而嬰幼兒正值生長期，生長發育非常迅速，對水穀精微的需要量也很大。很多家長生怕孩子吃不飽，就像「填鴨」一樣餵哺飲食尚不能自節的嬰幼兒。俗話說「乳貴有時，食貴有節」，絕不是吃得越多就能長得越好。因此，產生了生理上的「脾常不足」。哺食過早或甘肥、生冷食物吃得太多等因素，都會損傷脾胃之氣，耗損氣血津液，進而導致嬰幼兒消化功能紊亂，產生病理上的脾氣虛損而發生疳積。

辨證
疾病臨床表現及症狀

（1）噁心嘔吐、不思飲食、腹脹腹瀉。
（2）煩躁不安、哭鬧不止、睡眠不實、喜歡俯臥、手足心熱、口渴喜飲、兩顴發紅。
（3）小便混濁，大便時乾時溏。
（4）指紋紫滯，此為乳食積滯的實證。

調理
日常護理要點

對於患有疳積的孩子，家長不僅要在日常生活中對孩子進行按摩，還要在生活和飲食上進行調理，幫助孩子康復。平時家長可以對孩子腹部和臍部進行掌摩法的按摩，然後進行捏脊的按摩，這樣治療效果更好。同時，家長應該經常帶孩子到戶外活動，呼吸新鮮空氣，多曬太陽，這樣有利於增強孩子體質。

餵養孩子時要注意定時、定量，進食營養豐富、易於消化的食物，例如山藥米粥，具體做法是：乾山藥片100克，小黃米100克，白糖適量。將米淘洗乾淨，與山藥片一起碾碎，入鍋，加水適量，熬成粥，加白糖調味，給孩子餵食。此方可調補脾胃，滋陰養液，對小兒疳積有很好的療效。

看手診病
疾病手部特徵圖解展示

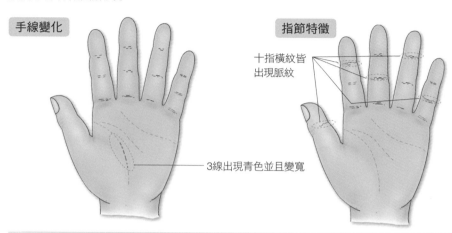

手線變化

指節特徵

十指橫紋皆
出現脈紋

3線出現青色並且變寬

手診方法

① 3線出現青色並且變寬。

② 十指橫紋皆出現脈紋。

手療治病
疾病手部按摩療法圖解展示

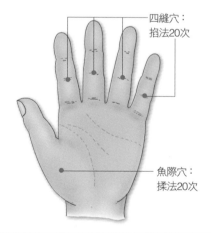

四縫穴：
掐法20次

魚際穴：
揉法20次

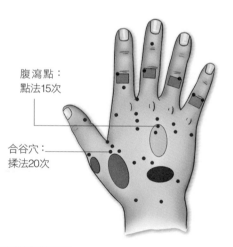

腹瀉點：
點法15次

合谷穴：
揉法20次

部位	步驟	選穴	方法
手背	第一步	合谷穴	揉法20次
手心	第二步	四縫穴	掐法20次
	第三步	魚際穴	揉法20次
手背	第四步	腹瀉點	點法15次

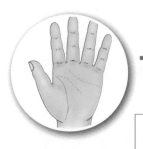

12 小兒便秘
潤腸通便、清熱生津

小兒便秘手操療法

孩子掌心向上，家長推孩子虎口和四指的第一、二、三關節。

②

家長用左手拿起孩子左手四指，右手四指略托住孩子手背，用大拇指自乾摩至震，自坤摩至坎。

③

孩子左掌掌心向上，家長大拇指、中指、食指依次捏孩子中指、食指、拇指、無名指、小指，捏時搖24下。

循因
引起疾病的主要原因

（1）營養不良、貧血、缺乏維生素B_1、運動量少導致腹肌無力、腸胃蠕動功能不足，都可能發生小兒便秘。食物過於精細，缺少纖維素，對腸壁刺激不夠，也會形成便秘。還有的孩子因怕大便時肛門口疼痛而不解大便，也可導致便秘。

（2）小兒可能由於貪玩而有意識地抑制便意，時間長了，腸內排便的反射敏感度降低，堆積於腸內的大便因吸收過多水分而導致便秘。

（3）很多小孩不愛吃蔬菜，喜歡吃高膽固醇、高脂肪的食品，並且缺乏家長的正確引導，這樣會造成腸胃蠕動緩慢，消化不良，食物殘渣在腸道中停滯時間過久，從而引起便秘。

（4）生活沒有規律或缺乏定時排便的訓練，或突然環境改變，均可能出現便秘。

辨證
疾病臨床表現及症狀

小兒便秘主要表現為大便乾結、乾燥難解，且伴有腹痛、腹脹等現象。小兒便秘可分為功能性便秘，多由進食過少、食物中纖維過少等飲食因素引起；習慣性便秘多由於經常控制排便而產生；器質性病變所致的便秘多由直腸或其他全身疾病所引起。

調理
日常護理要點

家長在日常生活中應注意培養孩子正確飲食的觀念。應該引導孩子多吃蔬菜和水果。同時建議家長給孩子施以適當的穴位按摩以輔助孩子排便。除此之外，在飲食上也可以給孩子做些好吃又有幫助排便功效的食品，例如，菜汁湯：鮮菠菜或白菜適量，煮湯飲用；蘿蔔汁：紅心蘿蔔用榨汁機取汁，在紅心蘿蔔汁裡加適量白糖，共煮2～3分鐘，溫服；松子仁粥：白米100克煮粥，熟前放入松子仁30克，煮至粥成，加糖調味給孩子食用。

看手診病
疾病手部特徵圖解展示

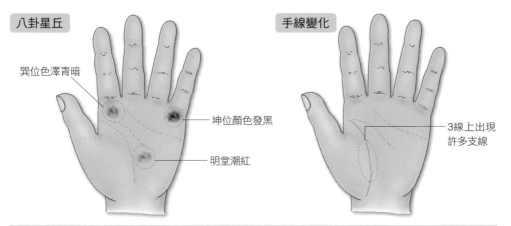

八卦星丘

巽位色澤青暗

坤位顏色發黑

明堂潮紅

手線變化

3線上出現
許多支線

手診方法

① 坤位顏色發黑，表明大腸傳導失常、大便秘結、排泄不暢。明堂潮紅及小魚際呈片狀明亮之紅暈者，表明為胃腸積熱、耗傷津液之熱秘。巽位色澤青暗，伴有隆起，胃區亦晦暗不清，提示為情志失和、肝脾鬱結之氣秘。

②3線上出現許多支線，提示可能患有便秘。

手療治病
疾病手部按摩療法圖解展示

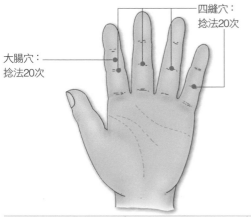

四縫穴：
捻法20次

大腸穴：
捻法20次

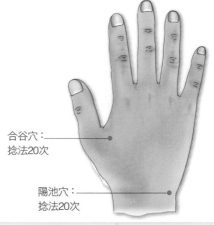

合谷穴：
捻法20次

陽池穴：
捻法20次

部位	步驟	選穴	方法
手背	第一步	合谷穴	捻法20次
	第二步	陽池穴	捻法20次
手心	第三步	四縫穴	捻法20次
	第四步	大腸穴	捻法20次

腦 區

腦區位置及手紋含義

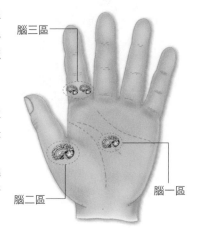

　　腦一區位於中指與無名指指縫下的2線上。以2線為中軸，畫一個中指指甲蓋大小的圓形，此圓形所包圍的面積，就是腦一區的位置。此區主要提示腦動脈硬化、腦梗塞、腦溢血、腦萎縮、癲癇、頭痛眩暈、脫髮、記憶力下降等疾病。

　　腦二區位於拇指掌指褶紋處，與頸椎區的位置基本相同。此區主要提示腦血栓、腦供血不足、腦缺氧、頸椎骨質增生等疾病。

　　腦三區位於食指上。在食指第三指節的尺側和橈側，以指邊緣為中軸，分別畫一個半橢圓弧，弧內所包圍的面積就是腦三區的位置。此區主要提示失眠、神經衰弱等疾病。

腦區病理變化

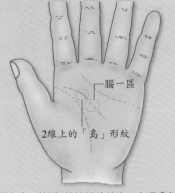

腦一區

2線上的「島」形紋

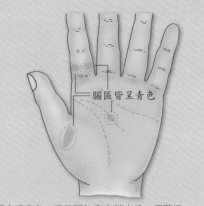

腦區皆呈青色

在腦一區之上，接近2線始端的地方，出現「島」形紋，提示易發生眩暈。

腦區出現青色，提示可能患有腦血栓，須警惕。

　　在腦一區之上，接近2線始端的地方，若出現「島」形紋，則提示易發生眩暈。需要注意的是，這個「島」形紋的出現雖然可以表示不同病因引起的眩暈，但是在臨床上多用於診斷嬰兒在母體內是否有缺氧的狀況。腦區出現青色，提示已經形成腦血栓，這是由大腦氣血淤阻所引起的，必須提高警惕，及早治療。

Chapter 9
手診手療皮膚科、五官科疾病

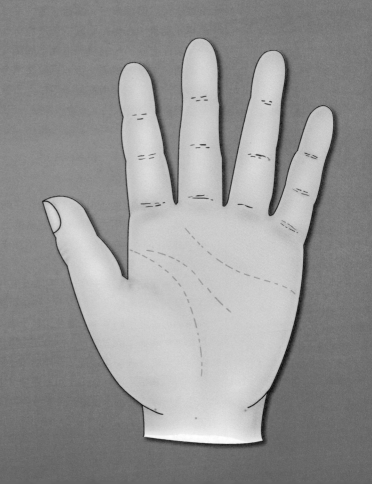

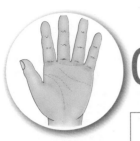

01 | 濕疹
清熱利濕、袪風止癢

濕疹手操療法

① 右手直握左手橫掌，用右手四指緊扣左手橫掌背面進行點按。

② 右手掌橫握左手掌，兩手五指均緊扣對掌手背，用力擠壓。

③ 右手掌心向上，小指內收，左手俯置於右手掌面之上，壓住右手手背，擠壓右手小指。

循因
引起疾病的主要原因

外因主要包括染料、藥物、油漆、肥皂、洗衣粉、化妝品等各種化學物質的刺激，日光、紫外線、寒冷、炎熱、乾燥、潮濕，以及動物皮毛、羽絨、玻璃纖維等物質的物理刺激，也可引起濕疹。胃腸功能紊亂、腸寄生蟲病、慢性酒精中毒、新陳代謝障礙、內分泌功能失調等慢性疾病或者精神緊張、失眠、疲勞等情緒因素都會引起濕疹。

辨證
疾病臨床表現及症狀

急性濕疹為多數粟粒樣紅色丘疹、丘疱疹或水疱，尚有明顯點狀或小片狀糜爛滲液、結痂。慢性濕疹多由急性、亞急性濕疹反覆不癒轉化而來，皮損為暗紅或棕紅色斑或斑丘疹，常融合增厚呈苔蘚樣變，表面有鱗屑、抓痕和血痂，周圍散在少數丘疹、斑丘疹等。陣發性劇癢，洗澡、飲酒、被窩過暖及精神緊張後搔癢更嚴重，有時會影響睡眠。急性濕疹損害呈多形性，有復發和發展成慢性的傾向；慢性濕疹損害常為侷限性，邊緣較清楚，皮膚有顯著浸潤和變厚。

調理
日常護理要點

濕疹患者在生活中應盡量避免任何形式的局部刺激，如搔抓、肥皂或熱水洗浴、用力揩擦及不適當的治療等。忌食刺激性食物，如酒和辛辣食品等。在急性發作期，不宜作預防接種，嬰兒患有濕疹時不能接種牛痘疫苗。

如果是幼兒患有濕疹的話則要更加注意，因為幼兒的皮膚嬌嫩，更容易受到感染。建議採取以下方法進行護理：①給孩子洗澡時水溫不能過熱，也不要用肥皂；②避免讓孩子曬太多太陽；③避免毛線衣或化纖衣物等接觸孩子的皮膚，否則會加重濕疹；④因為搔癢會影響孩子的睡眠，所以在臨睡前可以遵照醫囑給孩子服用鎮靜藥；⑤把孩子的指甲剪短，用紗布把手指包起來，可以避免晚上孩子抓撓時損傷皮膚。此外，濕疹患兒禁止接種水痘疫苗，要等到濕疹痊癒後再進行接種。

看手診病
疾病手部特徵圖解展示

手線變化

手線變化

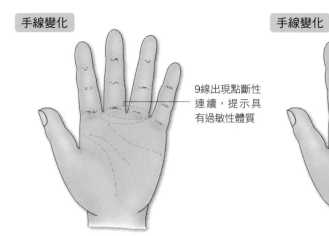

9線出現點斷性連續，提示具有過敏性體質

兩條9線重疊在一起，形成兩層，或者僅有一條9線但很粗壯

手診方法

① 9線出現點斷性連續，提示具有過敏性體質。

② 兩條9線重疊在一起，形成兩層，或者僅有一條9線但很粗壯。

手療治病
疾病手部按摩療法圖解展示

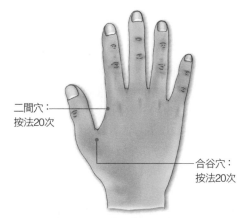

二間穴：
按法20次

合谷穴：
按法20次

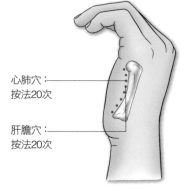

心肺穴：
按法20次

肝膽穴：
按法20次

部位	步驟	選穴	方法
手背	第一步	合谷穴	按法20次
	第二步	二間穴	按法20次
手側	第三步	肝膽穴	按法20次
	第四步	心肺穴	按法20次

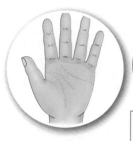

02 | 蕁麻疹
清熱祛濕、祛風止癢

蕁麻疹手操療法

用牙刷橫向平刷手掌腕橫紋內側，左右刷30次。

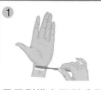

右手掌心向外伸展，左手保持橫握以固定右手腕部，右手掌順時針、逆時針各旋轉10次。

右手掌橫握左手掌，兩手五指均緊扣對掌手背，用力擠壓。

循因
引起疾病的主要原因

對一些人來説，魚、蝦、蟹、蛋類等食物，過敏、自身免疫、吸入物、感染、物理刺激、昆蟲叮咬或某些香料調味品都會引起蕁麻疹。青黴素、磺胺類、痢特靈、血清疫苗等藥物，有時會通過免疫機制導致蕁麻疹的發生。病毒（如上呼吸導感染病毒、肝炎病毒）、細菌（如金色葡萄球菌）、真菌和寄生蟲（如蛔蟲）等感染也會引起蕁麻疹。

辨證
疾病臨床表現及症狀

臨床主要表現為皮膚突然出現成塊成團的風團，異常搔癢，少數伴發熱、關節腫痛、頭痛、噁心、嘔吐、腹痛、腹瀉、心悸等全身症狀。風團大小不等、形狀不一，顏色鮮紅或蒼白，時起時消，單個風團常持續不超過36小時，消退後不留痕跡。如發於咽喉，可致呼吸困難；發於腸胃可致噁心、嘔吐、腹痛等症狀。

調理
日常護理要點

蕁麻疹患者不要搔抓感染部位，也不要熱敷。在飲食上，盡量少吃含有食品添加劑的食品，多吃新鮮蔬菜和水果。多吃葡萄、海帶、番茄、芝麻、黃瓜、胡蘿蔔、香蕉、綠豆等鹼性食物。出遊時可戴口罩來預防疾病傳染。病癒後可以採取以下方法對蕁麻疹進行防治。（1）起居有規律，春夏應晚睡早起，秋季應早睡早起，冬季應早睡晚起；（2）家中少養貓、狗等寵物，室內勤清掃，少用地毯，有過敏史的患者要遠離花草，避免花粉刺激引起過敏；（3）對於可能由接觸而引起蕁麻疹的患者，要盡量少用含有香料的肥皂，還要避免接觸橡膠、染髮劑等化學物品。

看手診病
疾病手部特徵圖解展示

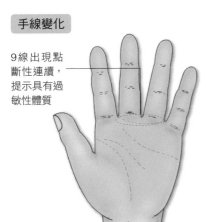

手線變化

9線出現點斷性連續，提示具有過敏性體質

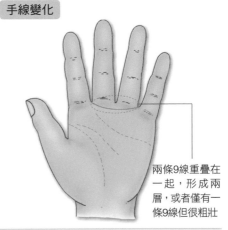

手線變化

兩條9線重疊在一起，形成兩層，或者僅有一條9線但很粗壯

手診方法

① 9線出現點斷性連續，提示具有過敏性體質。

② 兩條9線重疊在一起，形成兩層，或者僅有一條9線但很粗壯。

手療治病
疾病手部按摩療法圖解展示

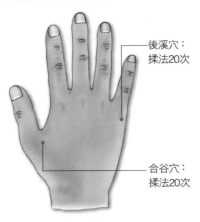

後溪穴：揉法20次

合谷穴：揉法20次

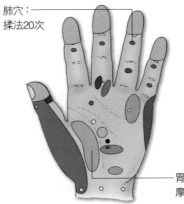

肺穴：揉法20次

胃脾大腸區：摩法20次

部位	步驟	選穴	方法
手心	第一步	胃脾大腸區	摩法20次
	第二步	肺穴	揉法20次
手背	第三步	後溪穴	揉法20次
	第四步	合谷穴	揉法20次

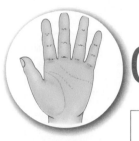

03 | 青春痘
清熱化淤、滋陰寧神

概念

青春痘是一種毛
囊皮脂腺的慢性
炎症，好發於顏
面、胸背，表現為
粉刺、丘疹、膿疱、
結節、囊腫等損
害。多見於青年男
女。

青春痘手操療法

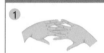

①

掌心向下五指散開，
十指交叉使用指力相
互擠壓。

②

兩手掌相對，屈大
拇指、食指，中指相
對，叉入對掌的小
指、無名指，中指尖
用力擠壓。

③

右掌心向上，左手從右
手掌背後叉入，兩掌用
指力擠壓，右掌向前，
左掌向後。

循因
引起疾病的主要原因

　　青春痘是一種由多種因素引起的疾病，常由肺經風熱阻於肌膚
所致。其發病主要與性激素平衡、皮脂腺大量分泌、痤瘡丙酸桿菌增
殖，毛囊皮脂腺導管的角化異常及炎症等因素相關，或因過度食用肥
甘、油膩、辛辣之品，濕熱內生，燻蒸於面而成；或因青春之體血氣
方剛，陽熱上升，與風寒相搏，鬱阻肌膚所致。

辨證
疾病臨床表現及症狀

　　（1）初起皮損多為位於毛囊口的粉刺，分白頭粉刺和黑頭粉刺
兩種，是與毛囊一致的圓錐形丘疹，不發紅也不隆起於皮面，數量少
則不易察覺。開放性粉刺頂端呈黃白色，也可因色素沉積形成黑頭粉
刺。可擠出頭部為黑色而其下部為白色半透明的脂肪栓。粉刺是痤瘡
的早期損害，惡化時可形成炎性丘疹。在發展過程中可產生紅色丘
疹、膿疱、結節、膿腫、囊腫及疤痕。

　　（2）皮損好發於顏面部，尤其是前額、頰部、頦部，其次為胸背
部、肩部皮脂腺豐富區，呈對稱性分佈，偶爾也發生在其他部位。痤
瘡皮損一般無自覺症狀，炎症明顯時可伴有疼痛。

調理
日常護理要點

　　青春痘患者盡量不要熬夜，要保持睡眠充足。生活起居不規律或
熬夜易使青春痘惡化，同時應盡量保持心情愉快，避免焦慮煩躁。最
好每天以中性肥皂及溫水洗臉2～3次，在治療中並不需要買特別的藥
皂洗臉。情況比較嚴重時，請依照醫師指示使用醫院用於清潔皮膚的
藥水來洗濯患部。如果患者是油性皮膚的話，則更加需要注意，因為
皮脂腺分泌較旺盛的油性皮膚不能按摩，否則會刺激油脂分泌。還要
注意勤洗頭，最好不要留瀏海，或是將頭髮散在臉上，因為頭髮與臉
部接觸後，頭皮的油性容易誘發青春痘的產生，還有千萬不能使用粉
底、化妝品來掩蓋臉上的青春痘，以防造成毛孔堵塞，產生反效果。

看手診病
疾病手部特徵圖解展示

色澤特徵

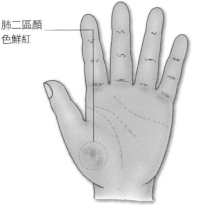

肺二區顏
色鮮紅

手線變化

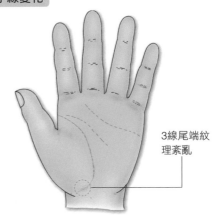

3線尾端紋
理紊亂

手診方法

① 肺二區顏色鮮紅，說明青春痘與肺經風熱有關。

② 3線尾端紋理紊亂，並且兌位、乾位紋理紊亂，則提示病因為陽熱上升，與風寒相搏，鬱阻肌膚所致。

手療治病
疾病手部按摩療法圖解展示

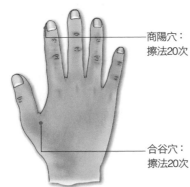

商陽穴：
擦法20次

合谷穴：
擦法20次

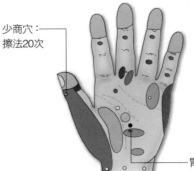

少商穴：
擦法20次

胃腸點：
推法20次

部位	步驟	選穴	方法
手心	第一步	少商穴	擦法20次
手背	第二步	合谷穴	擦法20次
	第三步	商陽穴	擦法20次
手心	第四步	胃腸點	推法20次

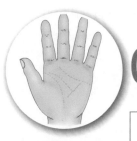

04 乾癬
清熱解毒、活血化淤

乾癬手操療法

用木棒按向心方向均勻點狀刺激手掌中指。

②

兩手掌心向下，將拇指內縮，兩手併攏，其餘四指突然用力散開，動作要有爆發性。

③

兩手掌心向上，手指攤開，拇指向外，以掌內側線為軸，手掌儘力向下旋轉。

循因
引起疾病的主要原因

（1）有乾癬家族史的人患乾癬的機率更大。

（2）有急性扁桃腺炎、中耳炎、感冒等感染史的人也較容易患上乾癬。有時，腸胃道、呼吸道、鼻竇、泌尿生殖系統等感染也可能引起乾癬惡化。

（3）精神緊張、思想焦慮、情緒抑鬱、恐慌驚嚇等情緒因素都會誘發產生乾癬，也會加重已有的乾癬。在精神刺激後的幾週到幾個月內病情往往會加重。

辨證
疾病臨床表現及症狀

皮疹一般發生在頭皮、軀幹、四肢伸側，是在皮膚上出現的紅色丘疹，繼而逐漸擴大融合成斑片或斑塊，境界清楚，基底浸潤明顯，表面有較厚形狀的不規則銀白色鱗屑，輕輕刮掉皮屑可看到薄薄的一層紅膜，刮除紅膜即可看到小小的出血點，有人稱之為「血露」，醫學上則稱之為「篩狀出血」。白色鱗屑、發亮薄膜、點狀出血都是本病最顯著的特徵。

調理
日常護理要點

乾癬患者在日常護理中需要注意的首先是預防感染。因為局部感染是誘發乾癬的重要因素，尤其是扁桃腺發炎，與乾癬發作有密切關係。因此局部感染者要積極治療，必要時可使用相關抗生素。其次是調整情緒，因為不良精神因素會導致乾癬復發。另一方面，乾癬是可以預防的。首先要保持樂觀的情緒，保持平和、安詳的心境；其次要進行適當的休息及運動，增強抵抗力；再次要養成良好的飲食習慣，盡量不飲酒，不吸菸，不吃辛辣刺激食物以及羊肉、海鮮等腥羶之品；此外，對於感染的傷口及發炎，尤其是扁桃腺化膿腫大等病患要及時清除病灶；最後，可經常內服葉酸、維生素A、維生素C、維生素B$_{12}$等維生素。

看手診病
疾病手部特徵圖解展示

手線變化

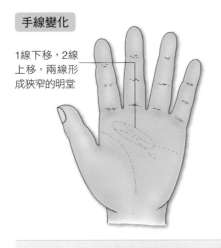

1線下移，2線
上移，兩線形
成狹窄的明堂

手線變化

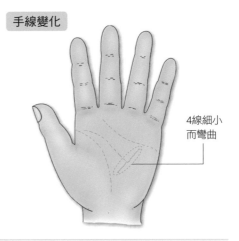

4線細小
而彎曲

手診方法

① 1線下移，2線上移，兩線形成狹窄的明堂。

② 4線細小而彎曲。

手療治病
疾病手部按摩療法圖解展示

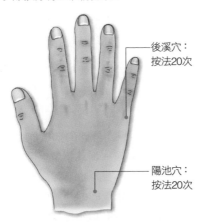

後溪穴：
按法20次

陽池穴：
按法20次

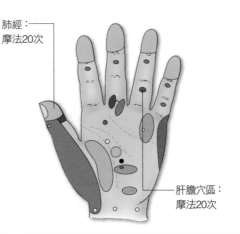

肺經：
摩法20次

肝膽穴區：
摩法20次

部位	步驟	選穴	方法
手背	第一步	陽池穴	按法20次
	第二步	後溪穴	按法20次
手心	第三步	肺經	摩法20次
	第四步	肝膽穴區	摩法20次

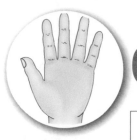

05 | 扁桃腺炎
疏風清熱、養陰潤肺

扁桃腺炎手操療法

右手手掌橫握左手掌，兩手五指均緊扣對掌手背，用力擠壓。

右手五指撮合在一起，用左手掌緊包裹右手五指，一緊一鬆地用力擠壓。

右手直握左手橫掌，用右手四指緊扣左手橫掌背面進行點按。

循因
引起疾病的主要原因

現代醫學認為，扁桃腺炎多是由於急性扁桃腺炎治療延誤所致。急性扁桃腺炎是顎扁桃腺的一種非特異性急性炎症，常發生於兒童及青少年，50歲以上少見。扁桃腺表面上皮完整和黏液腺不斷分泌，可將細菌隨同脫落的上皮細胞從隱窩口排出，以此保持身體健康。當身體因過度勞累、菸酒過度、寒冷、潮濕等原因造成抵抗力下降，細菌繁殖加強，扁桃腺腺體分泌機能降低，上皮防禦機能減弱時，扁桃腺就會遭受細菌感染而發炎。有時患猩紅熱、白喉、痲疹、流行性感冒等急性傳染病之後，也會逐漸演變成慢性發炎。另外，葡萄球菌、肺炎雙球菌等也可引發本病，最常見的是溶血性A群鏈球菌。

辨證
疾病臨床表現及症狀

起病急、惡寒、高熱、體溫可達39～40℃，尤其是幼兒可因高熱而抽搐、嘔吐或昏睡、食慾不振、便秘及全身酸困等。咽痛明顯，吞嚥時尤甚，劇烈者可放射至耳部，幼兒常因不能吞嚥而哭鬧不安。兒童若因扁桃腺肥大影響呼吸時會妨礙其睡眠，夜間常驚醒不安。

調理
日常護理要點

扁桃腺炎患者一定要加強體能鍛鍊，提高身體的抵抗能力，注意隨天氣冷暖加減衣物。由於慢性扁桃腺炎是一種感染病，可能會引起耳、鼻、咽喉的慢性發炎及關節炎、腎炎、風濕性心臟病等其他病症，因此必要時可做手術摘除扁桃腺。在手術後的24小時內，因為傷口尚未完全癒合，所以會有一些滲出的血液混在口水裡被一併吐出，這是正常的現象，不用過分擔心。如果不時還有血塊被吐出，表明傷口有出血現象，就要進行處理，可以用冰塊、冰袋或浸有冰水、冷水的毛巾敷在前額部和頭頸兩側。如果血塊仍被吐出，則最好去醫院進行止血處理。

看手診病
疾病手部特徵圖解展示

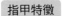

小指甲前端處出現
紅變，面積大而深
則表示炎症嚴重，
反之則較輕

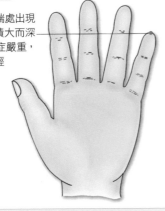

指甲特徵

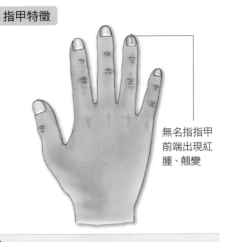

無名指指甲
前端出現紅
腫、翹變

手診方法

① 無名指指甲前端出現紅腫、翹變。

② 小指甲前端處出現紅變，面積大而深則表示炎症嚴重，反之則較輕。

手療治病
疾病手部按摩療法圖解展示

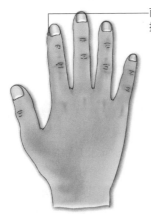

商陽穴：
按法20次

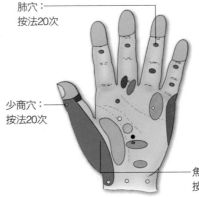

肺穴：
按法20次

少商穴：
按法20次

魚際穴：
按法20次

部位	步驟	選穴	方法
手心	第一步	少商穴	按法20次
手背	第二步	商陽穴	按法20次
手心	第三步	魚際穴	按法20次
	第四步	肺穴	按法20次

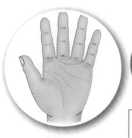

06 過敏性鼻炎
溫肺固表、疏散風寒

概念

過敏性鼻炎又稱變態反應性鼻炎，是一些特殊體質的人接觸某些物質後所發生的異常反應。中醫學稱「鼻鼽」。多見於青年人。

過敏性鼻炎手操療法

右手五指撮合在一起，用左手掌緊包裹右手五指，一緊一鬆地用力擠壓。

左手五指套住右手拇指根部，呈離心方向用力並緩慢地進行拔伸。

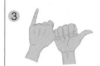

右手五指套住左手拇指根部，呈離心方向用力並緩慢地進行拔伸。

循因
引起疾病的主要原因

過敏性鼻炎常由植物花粉作為季節性過敏原引起，如樹木、野草、農作物，在花粉散播季節，大量花粉隨風飄遊，進而被人體吸入呼吸道而引發本病，故又稱「花粉症」。常年性過敏性鼻炎則由與人起居密切相關的常年性過敏原引起，如居室內塵土、屋塵蟎蟲、真菌、動物皮屑、羽毛、棉絮等。同時，患者具有特應性體質，通常顯示出家族聚集性，已有研究發現某些基因與過敏性鼻炎相關聯。

辨證
疾病臨床表現及症狀

眼睛發紅發癢及流淚；鼻癢（大多數患者鼻內發癢，花粉症患者可伴眼癢、耳癢和咽癢）；鼻涕多，多為清水樣鼻涕（有時可不自覺從鼻孔滴下），感染時為膿涕；鼻塞（間歇或持續，單側或雙側，輕重程度不一）；耳悶；打噴嚏（每天陣發性發作數次，每次多於3個，多在晨起或者夜晚或接觸過敏原後立刻發作）；出現黑眼圈；嗅覺下降或者消失等。

調理
日常護理要點

過敏性鼻炎的患者在飲食方面需要注意以下幾點：①禁食以下食物：過冷食物會降低免疫力，並造成呼吸道過敏；刺激性食物，如辣椒、芥末等，容易刺激呼吸道黏膜；特殊處理或加工精製的食物；人工色素，特別是黃色五號色素。②多吃以下食物：多吃富含維生素C及維生素A的食物，如菠菜、大白菜、小白菜、白蘿蔔等，生薑、蒜、韭菜、香菜等暖性食物，糯米、山藥、紅棗、蓮子、薏仁、紅糖和桂圓等。如果過敏性鼻炎患者有飼養寵物的習慣，就需要通過如下的方法進行預防：首先儘可能短時間地接觸寵物；其次一定要養寵物的話，最好先花一些時間和同類小動物在一起，以確定對它不會產生過敏反應；最後定期給寵物進行清潔衛生，清洗寵物的籠子。

看手診病

疾病手部特徵圖解展示

| 手紋變化 | 手線變化 |

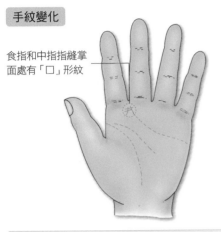

食指和中指指縫掌面處有「ㅁ」形紋

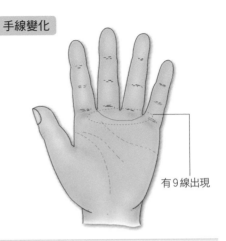

有9線出現

手診方法

① 有9線出現。

② 食指和中指指縫掌面處有「ㅁ」形紋，提示過敏性鼻炎。

手療治病

疾病手部按摩療法圖解展示

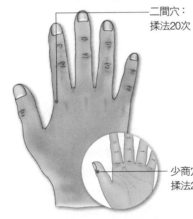

二間穴：
揉法20次

少商穴：
揉法20次

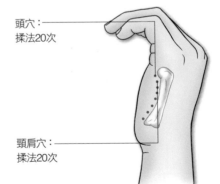

頭穴：
揉法20次

頸肩穴：
揉法20次

部位	步驟	選穴	方法
手背	第一步	二間穴	揉法20次
手心	第二步	少商穴	揉法20次
手側	第三步	頭穴	揉法20次
	第四步	頸肩穴	揉法20次

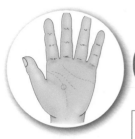

07 青光眼
疏肝活血、清熱解毒

青光眼手操療法

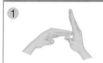

一手五指併攏，頂住另一掌（直立掌）的掌心，左右搖擺刺激掌心皮膚。

上下30遍，用牙刷平刷手心。

張開五指，用木棒均勻點狀刺激食指第二節和第三節。

循因
引起疾病的主要原因

原發性青光眼患者一般存在眼球小、眼軸短、遠視、前房淺等解剖因素。如果再加上情緒波動、飲食不節制或暴飲暴食、勞累過度、睡眠不足、過久地在光線較暗的地方停留、低頭閱讀時間過長等，都可能誘發青光眼。續發性青光眼多由於外傷、發炎、出血、腫瘤等，破壞了房角的結構，使房水排出受阻而導致眼壓升高。

辨證
疾病臨床表現及症狀

（1）急性充血性青光眼：視物模糊，看燈光時周圍有彩色圈，也叫做虹視。常常會出現眼痛、頭痛、噁心、嘔吐、大便秘結、血壓升高，此時全身症狀較重易被誤診為胃腸炎、腸炎、神經性頭痛等病變，此時稱「暴發型青光眼」，如得不到及時診治，24～48小時即可能完全失明無光感。

（2）慢性青光眼：發病緩慢，眼壓逐漸升高，眼壓較高時，可有輕度頭痛和眼部酸脹感。青光眼晚期除了視神經乳頭萎縮凹陷外，也會出現瞳孔擴大和角膜混濁。

調理
日常護理要點

青光眼患者的康復除了手療可以起到一定功效外，還應該保持良好的生活習慣。首先要保持良好的睡眠。睡眠不安和失眠，容易引起眼壓升高，誘發青光眼。老年人睡前最好用熱水泡腳、喝牛奶，以幫助入睡。尤其是眼壓較高的人，更要維持充足的睡眠。其次要避免在光線暗的環境中工作或娛樂。尤其是長期用電腦辦公的年輕人，預防青光眼勢在必行。據研究證實，每天長時間對著電腦9小時以上的人，患青光眼的機率是其他人的2倍，如果是近視患者則更危險了，所以，這類族群應該定期進行全面的眼睛檢查。另外，如果長期使用電腦，就要經常擦擦螢幕，並把光度及顏色對比度調到最舒適的度數，擺放的位置要適中。最重要的是要定期驗眼，及早發現青光眼問題。

看手診病

疾病手部特徵圖解展示

手紋變化

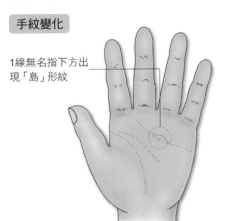

1線無名指下方出現「島」形紋

手紋變化

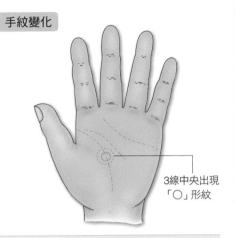

3線中央出現「○」形紋

手診方法

① 1線無名指下方出現「島」形紋。

② 2線過於短淺。

③ 3線中央出現「○」形紋。

手療治病

疾病手部按摩療法圖解展示

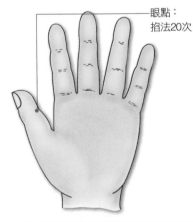

眼點：掐法20次

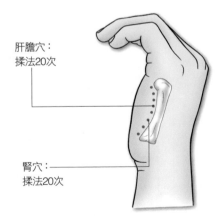

肝膽穴：揉法20次

腎穴：揉法20次

部位	步驟	選穴	方法
手心	第一步	眼點	掐法20次
手側	第二步	肝膽穴	揉法20次
	第三步	腎穴	揉法20次

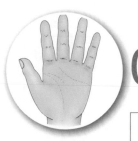

08 白內障
滋補肝腎、益睛明目

眼球內晶狀體的混濁稱為白內障。白內障是由於新陳代謝或其他原因發生晶體病變所引起視力障礙的眼病，中醫屬圓翳內障。

白內障手操療法

一手五指併攏，頂住另一掌（直立掌）的掌心，左右搖擺刺激掌心皮膚。

左手攥拳，右手包住左手手背，右手大拇指推按左手背部皮膚。

兩手握拳，拳心朝下，使掌骨突起處與對拳凹陷處貼緊壓迫。

循因
引起疾病的主要原因

　　車禍、鈍器傷害、尖銳物品的刺傷或穿透性眼內藥物等會引起外傷性白內障；併發性白內障多是因為青光眼、視網膜色素病變等引起；糖尿病、甲狀腺疾病等會引起代謝性白內障；長期使用類固醇等藥物可能引起藥物性白內障；先天性白內障則是由於染色體變異、胎內感染等所引起。除此之外，各種原因如遺傳、老化、中毒、免疫與代謝異常、局部營養障礙等，都能引起晶狀體代謝紊亂，導致晶狀體蛋白質變性而發生混濁，進而罹患白內障。

辨證
疾病臨床表現及症狀

　　（1）先天性白內障：常見於嬰幼兒，生下來即有。晶狀體混濁可能不是全部，也不會繼續發展，對視力的影響決定於混濁的部位和程度。

　　（2）外傷性白內障：由於晶狀體囊被穿破或爆裂而引起，前者是穿孔性外傷，後者是遲鈍性外傷。

　　（3）老年性白內障：常常是雙眼進行性的視力減退。多發於年齡在45歲以上的族群，檢查時可看見瞳孔內有灰白色混濁，沒有其他異常。

調理
日常護理要點

　　患有白內障的患者在日常生活中要避免過於強烈的紫外線照射。在陽光照射強烈時，出門最好配戴防紫外線的太陽眼鏡。此外還要限制熱量的攝入。研究顯示，過度肥胖者白內障的發生率比體重正常者高出30%左右。如果患者已經進行過手術，則在術後的1～2個月內盡量不要提重物及進行激烈運動，刺激性的食物或菸酒也應該避免。手術後早期最好每星期回診一次，並戴上眼罩保護眼球。若有紅腫、疼痛、視力減退等現象，須馬上回診。一般手術後2～4週，視力可漸趨穩定。

看手診病
疾病手部特徵圖解展示

手紋變化

無名指下方的1線
上出現「島」形
紋，提示有眼病

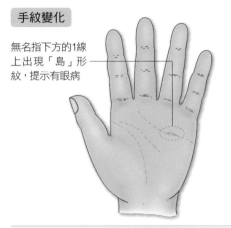

手線變化

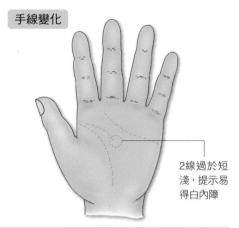

2線過於短
淺，提示易
得白內障

手診方法

① 無名指下方的1線上出現「島」形紋，提示有眼病。

② 2線過於短淺，提示易得白內障。

③ 無名指下的2線上出現「島」形紋。

手療治病
疾病手部按摩療法圖解展示

關衝穴：
揉法20次

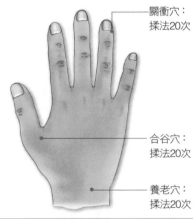

合谷穴：
揉法20次

養老穴：
揉法20次

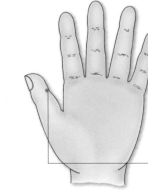

眼點：
揉法20次

部位	步驟	選穴	方法
手背	第一步	合谷穴	揉法20次
	第二步	養老穴	揉法20次
	第三步	關衝穴	揉法20次
手心	第四步	眼點	揉法20次

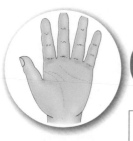

09 | 角膜炎
祛風止痛、清肝瀉火

角膜炎手操療法

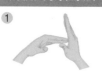

① 一手五指併攏，頂住另一掌（直立掌）的掌心，左右搖擺刺激掌心皮膚。

② 張開五指，用木棒均勻點狀刺激食指第二節和第三節。

③ 手平伸，手心朝外，迅速縮回大拇指、中指、無名指和小指，只留食指呈現「一」字姿勢。

循因
引起疾病的主要原因

　　角膜沒有血管，所以急性傳染病不易侵犯角膜，使它可以參與全身的免疫反應。但是正因為它沒有血管，新陳代謝較為遲緩，使自身免疫反應變化持續經久，進而使得細菌、病毒、真菌、還有棘阿米巴、梅毒、結核、麻風等致病微生物有機可趁，以致容易發生變態反應性疾患。當身體包括眼部抵抗力下降，或角膜上皮層受到損傷時，致病微生物就會趁虛而入，引起角膜炎的發生。除以上自身原因外，外因所致的角膜感染大多還具備兩個條件：①角膜上皮細胞的脫落、損傷；②同時合併感染。

辨證
疾病臨床表現及症狀

　　點狀角膜炎的患者會出現怕光、流淚、視物模糊和眼瞼痙攣等症狀。同時有不同程度的睫狀充血，越靠近角膜邊緣，充血現象越明顯。角膜上有灰白色的細小浸潤點。浸潤點多能被吸收，不留痕跡。

　　潰瘍性角膜炎的患者角膜上可見灰白、帶黃色的單個或多個點狀、條狀、片狀混濁。患者有怕光、流淚、疼痛，及輕重不等的睫狀充血等現象。

調理
日常護理要點

　　角膜炎患者在日常生活中要充分休息，使眼睛與新鮮空氣多接觸，多聽輕鬆音樂。在飲食上應該多吃富含維生素及纖維素的蔬菜及水果。另外，豆類、瘦肉、蛋類等高蛋白食品有利於角膜修復，也應多吃。

　　痊癒後還要注意預防角膜炎的復發，可以採用以下的方法。首先要保持眼部衛生，不要用髒手或髒手帕擦眼睛。當眼中進入異物時，千萬不要用手揉眼，特別是角膜異物。如果異物造成角膜損傷，要點抗生素眼藥水或塗藥膏來預防感染。其次要注意增強體質，在日常生活中積極預防感冒等發熱性疾病，對預防角膜炎也有重要作用。

看手診病
疾病手部特徵圖解展示

手線變化

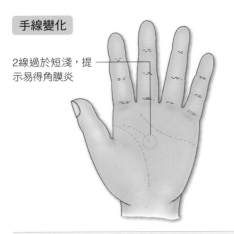

2線過於短淺，提示易得角膜炎

手紋變化

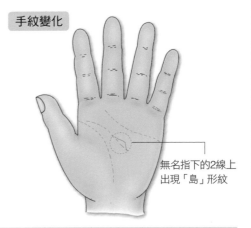

無名指下的2線上出現「島」形紋

手診方法

① 無名指下方的1線上出現「島」形紋，提示患有眼病。

② 2線過於短淺，提示易得角膜炎。

③ 無名指下的2線上出現「島」形紋。

手療治病
疾病手部按摩療法圖解展示

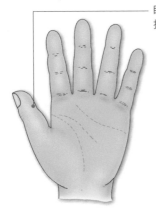

眼點：
揉法20次

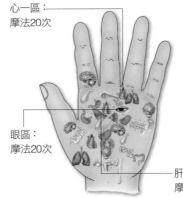

心一區：
摩法20次

眼區：
摩法20次

肝區：
摩法20次

部位	步驟	選穴	方法
手心	第一步	眼點	揉法20次
手心	第二步	眼區	摩法20次
	第三步	心一區	摩法20次
	第四步	肝區	摩法20次

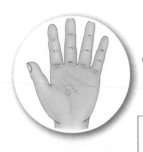

10 | 急性結膜炎
疏風清熱瀉火

急性結膜炎手操療法

先做「二」字手勢，然後迅速伸直無名指，做10次。

手平伸，手心朝外，迅速縮回大拇指、中指、無名指和小指，只留食指呈現「一」字姿勢。

兩拇指擠壓左手小指，左手食指搭靠在中指上，右手食指勾住左手中指，保持18分鐘。

循因
引起疾病的主要原因

急性結膜炎又被稱為「春季型角結膜炎」、「紅眼病」。每當春暖花開時發病，春夏季多發，到秋末天寒時症狀消失，所以這是一種過敏性、季節性、反覆發作的雙眼性結膜炎症，一般認為與花粉、毛髮、日光、浮塵等有關。該病雖然沒有傳染性，但可能會併發其他過敏性疾病。

辨證
疾病臨床表現及症狀

（1）結膜充血：越接近穹窿部結膜充血越明顯。血管彎曲不規則，呈網狀。

（2）有多量黏液或膿性分泌物，附著於瞼緣，所以晨起時不易睜眼。

（3）輕者有癢、灼熱和異物感，重者有怕光、流淚及眼瞼重垂等症狀。

（4）耳前或頜下淋巴結腫大。

調理
日常護理要點

急性結膜炎患者在游泳時需要戴泳鏡，以避免眼睛和水的接觸。因為游泳池的水經常是用漂白水來抑制細菌的，漂白水濃度高，刺激容易引起眼結膜充血，進而導致非傳染性結膜炎；如果漂白水濃度低，容易滋生大量細菌病毒，也可能引起傳染性結膜炎。游泳結束後，應洗完手後再脫下泳鏡，滴幾滴具有消炎作用的眼藥水，減少感染病菌的機率。如果眼睛出現充血、流淚、乾澀、怕光、有異物感等症狀，應盡快到醫院就診。雖然鍛鍊身體可以提高自身免疫力，但是還要注意用眼衛生，以此達到預防的目的。應注意以下幾個方面：首先是勤洗手，這是杜絕紅眼病傳染最重要的防護措施；其次，如果家中有紅眼病患者，毛巾、香皂等日常用品一定要分開使用；最後，在紅眼病流行高峰期，應暫停游泳等活動，直到情況好轉。

看手診病
疾病手部特徵圖解展示

手紋變化

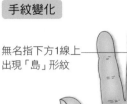

無名指下方1線上
出現「島」形紋

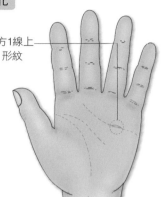

手紋變化

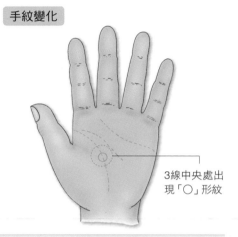

3線中央處出
現「○」形紋

手診方法

① 無名指下方1線上出現「島」形紋。

② 3線中央處出現「○」形紋。

手療治病
疾病手部按摩療法圖解展示

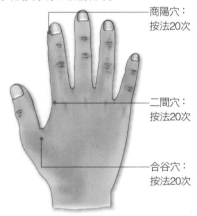

商陽穴：
按法20次

二間穴：
按法20次

合谷穴：
按法20次

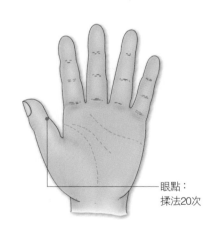

眼點：
揉法20次

部位	步驟	選穴	方法
手背	第一步	合谷穴	按法20次
	第二步	二間穴	按法20次
	第三步	商陽穴	按法20次
手心	第四步	眼點	揉法20次

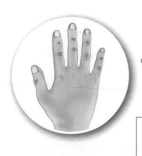

11 牙痛
清熱祛風、消炎止痛

牙痛手操療法

①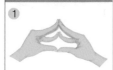

五指相對，各以指尖直對，對抗擠壓形成最大角度。

②

右手空心握拳，微屈五指，大拇指與無名指指尖相掐。

③

左手空心握拳，微屈五指，大拇指與中指指尖相掐。

循因
引起疾病的主要原因

　　牙疼的原因主要有：急性根尖周圍炎、急性牙髓炎、牙齦或牙周膿腫、急性牙周炎、乾槽症、食物嵌塞痛、牙體過敏症、頷骨腫瘤以及三叉神經痛等。一般是由於口腔不潔或過食膏粱厚味、胃腑積熱、胃火上衝，或風火邪毒侵犯、傷及牙齒，或腎陰虧損、虛火上炎、灼傷牙齦等引起。

辨證
疾病臨床表現及症狀

　　（1）根尖周炎引發的牙痛：自發性持續痛，也可向同側頭、顳部放射；牙有伸長感，咀嚼時疼痛，垂直輕叩患牙時有明顯疼痛；頷下淋巴結腫大、有壓痛。

　　（2）牙髓炎引起的牙痛：自發性陣發痛，並可向同側頭、面部放射，夜間疼痛尤其厲害，在急性期時不能指出患牙部位；冷熱刺激會加劇疼痛；輕叩患牙可有疼痛感。

　　（3）牙周炎引起的牙痛：牙齦紅腫、溢膿、出血；牙鬆動無力。

　　（4）三叉神經痛引發的牙痛：陣發性疼痛如電刺、刀割、針刺感，持續時間較短，10秒～1分鐘。

調理
日常護理要點

　　患者如果手頭沒有止痛藥，或者只是暫時的牙痛，可以採用以下辦法來緩解：用一粒花椒，嚙於齲齒處，疼痛即可緩解；或者用冷水摩擦或用手指按摩壓迫合谷穴（手背虎口附近），也可以達到減輕疼痛的目的。如果牙齒是遇熱而痛，則多是積膿引起，這種情況可以用冰袋冷敷頰部，疼痛也可得到緩解。治標還要治本，所以生活中一定要注意口腔衛生，例如要早晚刷牙、飯後漱口，睡前不吃甜食、少吃辛辣等刺激性食物等。

看手診病
疾病手部特徵圖解展示

拇指指甲前見紅斑，提示得了牙齦炎、牙髓炎或齲齒

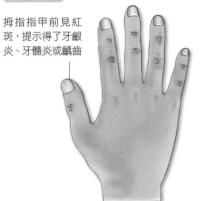

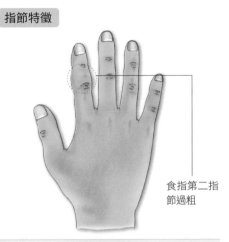

食指第二指節過粗

手診方法

① 拇指指甲前見紅斑，提示得了牙齦炎、牙髓炎或齲齒。

② 食指第二指節過粗。

手療治病
疾病手部按摩療法圖解展示

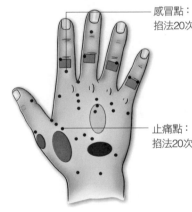

感冒點：
掐法20次

止痛點：
掐法20次

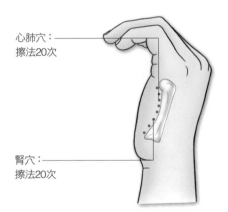

心肺穴：
擦法20次

腎穴：
擦法20次

部位	步驟	選穴	方法
手背	第一步	止痛點	掐法20次
	第二步	感冒點	掐法20次
手側	第三步	腎穴	擦法20次
	第四步	心肺穴	擦法20次

腎 區

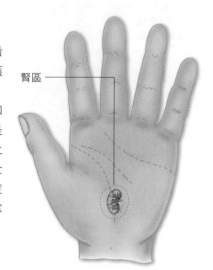

腎區位置及手紋含義

　　腎區位於3線尾部，以拇指掌指褶紋為中點，沿皮紋的分佈走向連接到3線，此部位約有小指指甲蓋大小就是腎區所在的位置。

　　腎區的顏色如果呈一片白色，提示腎氣虛。如果患有腎結石，在腎區會出現較小的「島」形紋或是「米」字紋，或有紅、白、黃硬性凸起，而且3線上會有分支或者是集中的小黑點。腎結石多發生在中壯年時期，男性多於女性。這種病可能長期存在而無症狀，特別是較大的結石，因此我們可以透過診察手掌及早發現並及時治療。

腎區病理變化

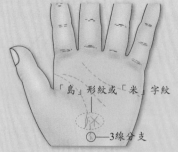

出現較小的「島」形紋或是「米」字紋，而且3線上會有分支或者是集中的小黑點，提示患有腎結石。

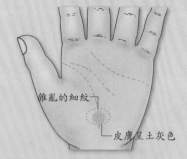

出現雜亂的小細紋，且多伴有土灰色，提示患有腎炎。

　　腎區如果出現雜亂的小細紋，且多伴有土灰色，提示患有腎炎。腎炎以慢性腎炎最為常見，其一般症狀為蛋白尿、血尿、水腫、高血壓等。

　　腎區若表現為灰黑枯乾，表示身體元氣不足，多有眩暈、耳鳴、頻尿、尿急的症狀，也可見遺精、陽痿、生殖功能低下等症狀。

　　若小孩子手掌腎區顏色蒼白或黃暗，有「米」字紋、「井」字紋或「島」形紋，提示患有遺尿症。

胃 區

胃區位置及手紙含義

　　胃一區位於手虎口部位，以拇指掌指褶紋內側端為點，畫平行線至3線，此線以上到3線起端所包圍的面積即是該區，主要提示慢性胃炎、胃潰瘍、胃出血、萎縮性胃炎、胃癌等疾病。胃二區位於中指與食指下的2線上，以接觸2線畫一小指指甲蓋大小的橢圓形，此橢圓形所包圍的面積就是該區，此區主要提示胃腸自主神經功能紊亂。

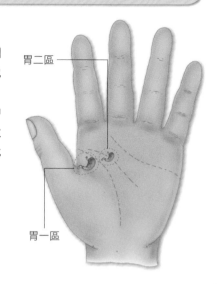

胃二區

胃一區

胃區病理變化

　　胃區如果出現片狀、較浮散的亮白色斑點，個別偏紅色，提示患有急性胃炎，嚴重者整個區域白亮一片，好像水腫一樣。此區若呈一片暗青或暗黃色，且皮膚乾枯，有的凹陷，或有黃色似老繭凸起，則是慢性胃炎的表現。若出現一黑色環形，而且皮膚反應區蒼白乾枯，表示胃部已形成潰瘍，正處於瘢痕收縮期。胃區出現鮮紅的斑點，則表示胃出血，但要排除手掌上的硃砂痣。如果此區有棕黃色或暗青色邊緣不清楚的凸起斑點，則要提高警惕，因為這往往預示著胃癌的發生。

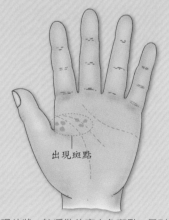

出現斑點

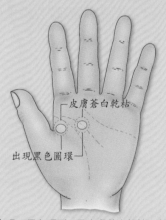

皮膚蒼白乾枯

出現黑色圓環

胃區出現片狀、較浮散的亮白色斑點，個別偏紅色，提示患有急性胃炎。

胃區出現一黑色環形，且皮膚蒼白乾枯，表示胃部已形成潰瘍，正處於瘢痕收縮期。

膽囊區

膽囊區位置及手紋含義

膽一區位於食指根部，即食指掌指褶紋與2線之間的區域。此區主要提示膽內是否有結石。膽二區位於無名指下的2線上，以2線為中軸，畫一無名指指甲蓋大小的橢圓形，此橢圓形所包圍的面積就是該區，主要提示膽汁是否有淤積。膽三區位於3線起端部位，以食指與中指指縫為起點，作垂線交到3線，相交的部位就是膽三區的位置，此區主要提示膽管內是否有膽汁淤積和結石。

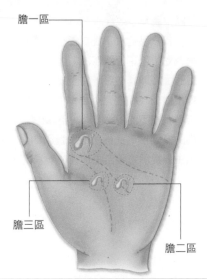

膽一區

膽三區

膽二區

膽囊區病理變化

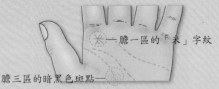

膽一區的「米」字紋

膽三區的暗黑色斑點

膽一區出現「米」字紋，或膽三區出現集中的暗黑色小斑點，提示患有膽結石。

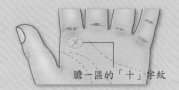

膽一區的「十」字紋

膽一區出現「十」字紋，提示膽囊患有輕微的發炎。

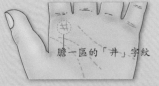

膽一區的「井」字紋

膽一區出現「井」字紋，提示可能患有慢性膽囊炎。

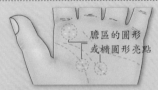

膽區的圓形或橢圓形亮點

膽區出現紅白相間且邊緣不規則的圓形或橢圓形亮點，預示可能發生急性膽囊炎。

膽一區如果出現「米」字紋或白色沙礫樣發亮的斑點，則提示患有膽結石。膽三區出現「米」字結石紋的情況較少，此區提示結石的掌色特徵是集中的暗黑色小斑點。若膽一區出現「十」字紋，則提示膽囊有輕微的發炎，此時患者應注意飲食，透過飲食調理即可控制病情。一旦「十」字紋發展形成「井」字紋，或此區出現發暗的白色或黃色斑點，則提示慢性膽囊炎已經形成。膽區出現紅白相間且邊緣不規則的圓形或橢圓形亮點，則預示有發生急性膽囊炎的可能。

Chapter 10
手診手療亞健康小毛病

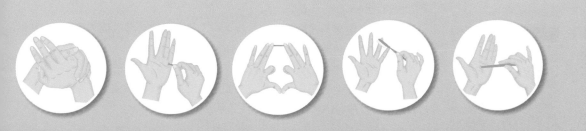

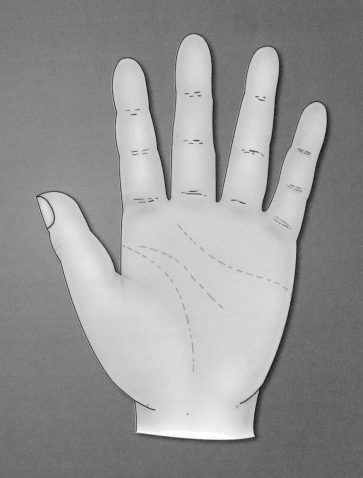

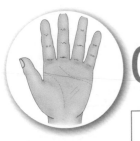

01 頭痛
舒精養神、祛風止痛

概念

頭痛一般是指前面在眉毛以上，後面枕下部以上即頭顱上半部的疼痛。頭痛是臨床上最常見的症狀之一，涉及多個系統，尤其在神經系統疾病中多見。

頭痛手操療法

① 把圓球放在手背上，使球在手背上前後左右傾斜和滾動。

② 右手五指撮合在一起，用左手掌緊包裹右手五指，一緊一鬆地用力擠壓。

③ 右手空心握拳，微屈五指，大拇指對擠中指，兩指指尖相掐。

循因
引起疾病的主要原因

頭痛是臨床上最為常見的症狀之一，是人體對各種致痛因素所產生的主觀感覺，屬於疼痛的範疇。引起頭痛的病因眾多，大致可分為原發性和續發性兩類。原發性疼痛不能歸因於某一確切的病因，也可以被稱為「特發性頭痛」，常見的如緊張性頭痛、偏頭痛等；續發性頭痛則涉及顱內的病變、全身病變等原因。

辨證
疾病臨床表現及症狀

頭痛是臨床上常見的症狀，通常是侷限於頭顱上半部，包括眉弓、耳輪上緣和枕外隆突連線以上部位發生疼痛。頭痛的程度有輕有重，疼痛時間有長有短。疼痛形式多種多樣，常見有悶痛、脹痛、電擊樣疼痛、撕裂樣痛、針刺樣痛，部分伴有血管搏動感及頭部緊箍感，以及噁心、嘔吐、頭暈等症狀，頭痛程度嚴重的患者甚至可能喪失生活和工作能力。

調理
日常護理要點

頭痛患者除了可以進行手療外，還可以利用生活方式的改善來緩解頭痛。如選擇安靜的環境，室內光線柔和，都可以幫助患者緩解頭痛。患者還可以嘗試飲用有助於緩解頭痛的飲品，如蔥白川芎茶和菊花白芷茶。這兩種茶的做法分別是：

①取蔥白2段，川芎10克，茶葉10克，放入杯中，開水沖泡，去渣溫飲，每日1劑。此茶具有祛風止痛之功效。

②取菊花、白芷各9克，研成細末，開水沖泡，代茶飲。此茶具有祛風平肝、解痙止痛之功效。

在頭痛時也可按照頭痛的部位進行按摩治療，如前額痛可取陽白穴，兩側痛可取百會穴，頭頂痛可取風池穴。

看手診病
疾病手部特徵圖解展示

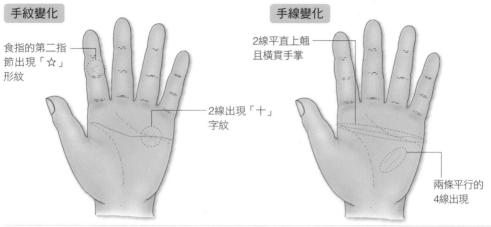

手紋變化

食指的第二指
節出現「☆」
形紋

2線出現「十」
字紋

手線變化

2線平直上翹
且橫貫手掌

兩條平行的
4線出現

手診方法

① 2線平直上翹且橫貫手掌，易出現頭痛。兩條平行的4線，向小指方向直上而去，提示多因生活無規律，影響頭部神經、血管，導致偏頭痛。

② 2線上出現斜向小指的干擾紋，且食指第二指節有「☆」形紋者，提示心理多疑，平素抑鬱寡言，稍受刺激會不安，故易導致緊張性頭痛。

手療治病
疾病手部按摩療法圖解展示

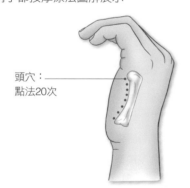

頭穴：
點法20次

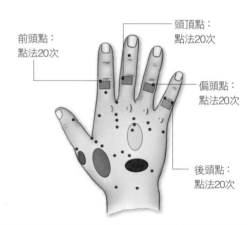

前頭點：
點法20次

頭頂點：
點法20次

偏頭點：
點法20次

後頭點：
點法20次

部位	步驟	選穴	方法
手側	第一步	頭穴	點法20次
手背	第二步	前頭點	點法20次
	第三步	頭頂點	點法20次
	第四步	偏頭點	點法20次
	第五步	後頭點	點法20次

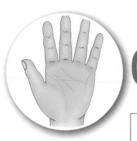

02 | 腰痛
通經活絡、活血止痛

腰痛是患者自覺腰部一側或兩側疼痛，或疼痛連及背脊，或疼痛引發小腹，或痛感連及股胯，或牽引腿部疼痛的一種病症。

腰痛手操療法

伸掌，突然中指向大拇指彎曲，食指、無名指及小指仍伸直。

右手拇指、食指沿掌骨沿線的延伸線抓捏左手食指根背部皮膚。

掌心靠內，先以中指指尖內收壓指根，其餘四指握拳，大拇指內收握住中指不致過分內收，形成中指突出的握拳狀。

循因
引起疾病的主要原因

　　腰痛的原因很多，比較常見的有腎虛、腰椎間盤突出與膨出、腰肌勞損、腰椎增生、腰椎管狹窄、生殖器官疾病等均會引起腰痛。罹患風濕、類風濕關節炎等症的女性，多因在月經期、分娩和產後受風、濕、寒邪的侵襲，導致脊椎骨質增生而誘發腰痛。此外，女性孕期及產褥期勞累也會引發腰痛。

辨證
疾病臨床表現及症狀

　　老年人因關節退化引起的腰痛多表現為下背部疼痛和僵硬，一般休息後、夜間或晨起時加重，稍稍活動後減輕，但活動過多或勞累後症狀也會加重，天氣寒冷或潮濕時疼痛也常加重。青年人發生腰扭傷後引起的腰痛劇烈，不敢咳嗽及深呼吸，重者不敢站立，多伴有壓痛點。而軟組織損傷引起的腰痛多為隱痛、脹痛、痠痛，腰痛位置固定。孕婦懷孕期間，隨著胎兒逐漸長大，孕婦腰骶及骨盆腔各關節韌帶鬆弛，同時子宮重量亦隨著胎齡的增長而增加，致使身體重心前移，使得腰部多向前挺起，若不注意休息，則易引起腰痛。

調理
日常護理要點

　　生活中最易患腰痛的多為從事以下工作的人員：辦公室工作、經常開車、長期彎腰、工作時腰部處於固定姿勢的人和腰超級瘦的女性。這些族群最可能導致腰部肌肉及椎間盤的急、慢性損傷，所以更應當隨時注意保持腰部的正確姿勢、避免過度疲勞、防止腰部外傷及受寒，加強腰部肌肉鍛鍊。同時還要注意的是孕婦在生活中可以藉由束腰或孕婦專用腰帶來支撐腰部，同時還要避免迅速起立。站起來時，要用手扶著桌子或椅子，這樣可減少腰部的負擔，有效避免腰痛。

看手診病
疾病手部特徵圖解展示

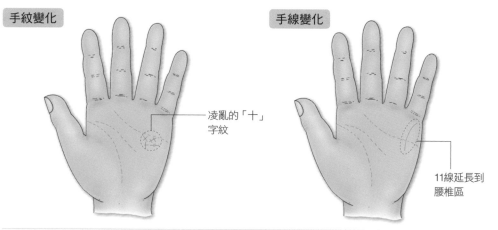

手紋變化

手線變化

凌亂的「十」
字紋

11線延長到
腰椎區

手診方法

① 腰椎區出現凌亂的「十」字紋，提示患有腰椎增生引起的腰痛。

② 過分延長的11線下垂到腰椎區，提示患有腎虛引起的腰痛。

手療治病
疾病手部按摩療法圖解展示

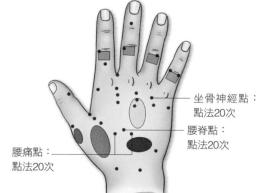
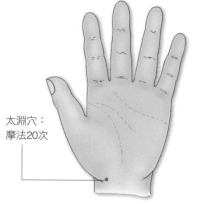

坐骨神經點：
點法20次

腰脊點：
點法20次

太淵穴：
摩法20次

腰痛點：
點法20次

部位	步驟	選穴	方法
手背	第一步	腰脊點	點法20次
	第二步	腰痛點	點法20次
	第三步	坐骨神經點	點法20次
手心	第四步	太淵穴	摩法20次

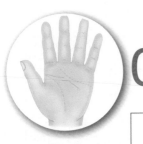

03 | 失眠
滋陰補腎、通暢氣機

概念

失眠,又稱為「不寐」,是經常不能正常睡眠的一種病症。常伴有白天精神狀況不佳、反應遲鈍、疲倦乏力,嚴重影響日常生活和工作學習。

失眠手操療法

①

用木棒呈向心方向均勻點狀刺激手掌中指。

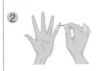

②

用木棒呈向心方向從小指尖端部沿掌骨線向下均勻點刺。

③

雙手五指張開,背對背反掌。

循因
引起疾病的主要原因

任何身體的不適症狀均可導致失眠;不良的生活習慣,如睡前喝濃茶、咖啡、吸菸等;因某個特別事件異常興奮或者憂慮均會造成機會性失眠,從而導致經常不能獲得正常睡眠為特徵的一類病症。日常生活中,思想的衝突、工作的緊張、學習的困難、希望的幻滅、親人的離別等一些消極因素,或是成功的喜悅等積極因素,皆可能帶來不眠之夜,像這種失眠就是心理性失眠。

辨證
疾病臨床表現及症狀

入睡困難或不能熟睡,容易被驚醒;過早的醒來,醒後無法再入睡;睡過之後精力沒有恢復,全身乏力;頻頻從惡夢中驚醒,自感整夜都在做惡夢;發病時間可長可短,短者數天可好轉,長者持續數日難以恢復。嚴重的失眠會加重或誘發心悸、胸痺、眩暈、頭痛、中風等病症。

調理
日常護理要點

失眠患者要為自己營造一個安靜、適宜的環境進行休息。床的硬度和枕頭的高度應適中;生活有規律,定時上床睡覺,晚餐不宜過飽,睡前不飲茶和咖啡等刺激性飲料;以清淡而富含蛋白質、維生素的飲食為宜。另一方面,患者可以培養例行就寢的生活習慣,堅持每天上床前都做同樣的事情,比方說洗熱水澡,接著閱讀10分鐘再上床睡覺。很快你就會把這些活動跟睡眠聯繫起來,做這些活動時會讓你睡意朦朧。如果上床半個小時後仍睡不著,可以起來到另外一個房間,靜靜地坐20分鐘左右再回去睡覺。如果還睡不著就再做幾次,直到能睡著為止。

看手診病
疾病手部特徵圖解展示

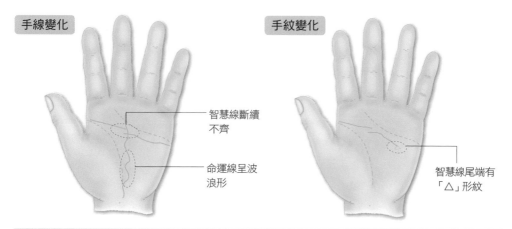

手線變化

手紋變化

智慧線斷續
不齊

命運線呈波
浪形

智慧線尾端有
「△」形紋

手診方法
① 智慧線斷續不齊，命運線呈波浪形，提示心理狀態不穩定，易受外界刺激、干擾、情緒波
動大，入睡容易醒。
② 智慧線尾端有「△」形紋，提示神經衰弱，導致失眠。
③ 食指掌指關節附近出現片狀白色，提示心脾兩虛，多夢易醒。
④ 巽位有一條紫暗色青筋直衝食指，則表明情志失和，肝經鬱結，性急善怒，煩躁不易入眠。

手療治病
疾病手部按摩療法圖解展示

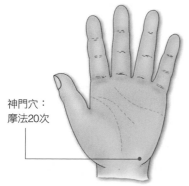

神門穴：
摩法20次

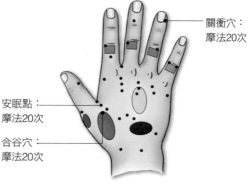

關衝穴：
摩法20次

安眠點：
摩法20次

合谷穴：
摩法20次

部位	步驟	選穴	方法
手背	第一步	合谷穴	摩法20次
手心	第二步	神門穴	摩法20次
手背	第三步	關衝穴	摩法20次
手背	第四步	安眠點	摩法20次

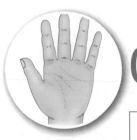

04 | 眩暈
祛痰健脾、益氣養血

眩暈手操療法

 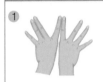

兩手掌心向下，將拇指內縮，兩手併攏，其餘四指突然用力散開，動作要有爆發性。

兩手掌豎立，拇指向裡，兩手掌用力對抗，指尖在對抗中左右搖擺6次。

循因
引起疾病的主要原因

　　頭昏目眩是腦神經失調的一種表現。如果只是偶然發生，那可能是因熬夜、用腦過度，或室內空氣不流通而造成腦缺氧所致。但若是一再發生，則要考慮貧血、低血糖、直立性低血壓、高血壓、動脈硬化症、顱內壓降低、神經衰弱、腦血栓、鼻炎、藥物副作用等原因。

辨證
疾病臨床表現及症狀

　　回轉性眩暈主要症狀為天旋地轉；誘發性眩暈通常發生在突然將頭後仰，或坐著突然站起時；浮動性眩暈則會使人感覺好像踩在棉花上；動搖性眩暈會讓患者如臨地震，出現上下動搖的眩暈感。

調理
日常護理要點

　　患者應該在急性頭暈目眩發作時靜臥，解除精神緊張，同時忌飲酒、咖啡這類刺激亢奮性的飲品。患者的飲食應以富有營養和新鮮清淡為原則。多食含維生素C豐富的水果，如檸檬、葡萄、奇異果等；多食蛋類、瘦肉、青菜等。忌食辛辣肥甘之物，如肥肉、油炸物、酒類、辣椒等。患者的精神調養也是不容忽視的，憂鬱、惱怒等精神刺激均可誘發眩暈。因此，患者應胸懷寬廣，精神樂觀，心情舒暢，情緒穩定。患者還應該避免過度疲勞或睡眠不足。除了日常的護理和調養之外，患者還應該知道很多疾病都會有眩暈的症狀，如腦動脈硬化、後下小腦動脈血栓、小腦出血、椎-基底動脈短暫缺血發作等腦血管疾病；上述部位的腫瘤、膿腫、結核瘤、寄生蟲等，以及上述腦組織的移位、水腫等；延髓空洞症、多發性硬化、遺傳性共濟失調等變性和脫髓鞘疾病；此外一些炎症如腦炎也會引起眩暈。

看手診病

疾病手部特徵圖解展示

指甲特徵

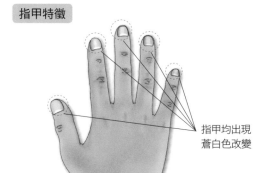

指甲均出現
蒼白色改變

手紋變化

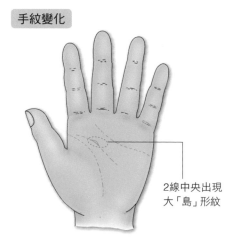

2線中央出現
大「島」形紋

手診方法

① 1、2、3線均較淺淡。

② 2線中央出現大「島」形紋。

③ 指甲均出現蒼白色改變。

手療治病

疾病手部按摩療法圖解展示

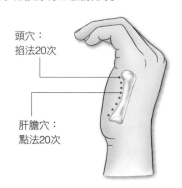

頭穴：
掐法20次

肝膽穴：
點法20次

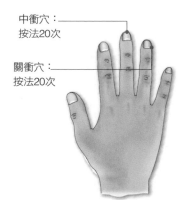

中衝穴：
按法20次

關衝穴：
按法20次

部位	步驟	選穴	方法
手側	第一步	頭穴	掐法20次
	第二步	肝膽穴	點法20次
手背	第三步	關衝穴	按法20次
	第四步	中衝穴	按法20次

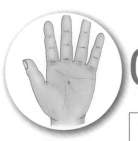

05 休克
益氣固脫、活血生津

概念

休克是指因外傷、出血、燒燙傷等傷害或情緒過度刺激而引起的一種有效微循環量不足的情況。若沒有得到及時處理，將出現意識喪失、體溫下降，嚴重者可致死亡。

休克手操療法

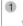

兩手握拳，拳心朝下，使掌骨突起處與對拳凹陷處貼緊壓迫。

掌心靠內，先以中指指尖內收壓指根，其餘四指握拳，大拇指內收握住中指不致過分內收，形成中指突出的握拳狀。

右手拇指、食指沿食指掌骨沿線揪捏左手食指根背部皮膚至腕橫紋處。

循因
引起疾病的主要原因

中醫學中稱休克為「厥證」、「脫證」等病症範疇。病因主要包括外感六淫之邪、突然性的大量失血、劇烈疼痛、藥物過敏、中毒、久病或身體羸弱等，最後導致陽衰陰竭，陰陽離絕。

辨證
疾病臨床表現及症狀

休克是一種急性循環功能不全症候群。常見的臨床表現有血壓下降、脈搏微弱、四肢濕冷、皮膚蒼白、發紺、神智模糊等症狀。在臨床上，休克可分為低血容量性（血管內容量不足，引起心室充盈不足和心搏量減少）、感染性、心源性（心臟泵功能受損或心臟血流排出道受損引起的有效循環血量不足、低灌注和低血壓狀態）、神經源性（交感神經系統急性損傷或被藥物阻滯引起的相對血容量不足和血壓下降，常可自癒）、過敏性（已致敏的身體再次接觸到抗原物質時，可發生強烈的變態反應導致瀰散性非纖維蛋白血栓，血壓下降、組織灌注不良可使多臟器受累）、創傷性等多種類型。

調理
日常護理要點

遇到休克患者，首先應穩定患者情緒，並給予安慰。如果患者怕冷，要把患者移到暖和的房間，並加蓋輕軟的被子。讓患者臥床休息，並把足部墊高。如果患者感覺噁心，要把患者的頭側向一旁，防止其嘔吐後導致誤吸；如患者感覺口乾，給患者喝熱茶或糖水；嚴重者應及時送醫院。一些常規檢查是必須做的，比如血液常規、血液化學、尿液常規、心電圖等。另外一些輔助檢查也要做一下，如動脈壓測定、中心靜脈壓測定、肺楔嵌壓測定、心排血量測定、尿量測定等。視患者情況，必要時還要做微循環灌注情況檢查，如皮膚與肛門溫度的測定、紅血球容積、眼底和甲床檢查等。

看手診病
疾病手部特徵圖解展示

手紋變化

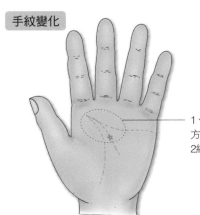

1、2、3線在食指下方處相互交織，且2線出現「☆」形紋

手掌變化

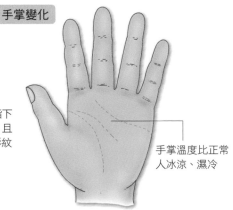

手掌溫度比正常人冰涼、濕冷

手診方法

① 1、2、3線在食指下方處相互交織，且2線出現「☆」形紋。

② 手掌溫度比正常人冰涼、濕冷，提示出現休克。

手療治病
疾病手部按摩療法圖解展示

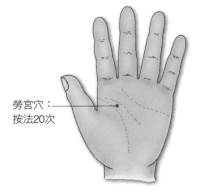

勞宮穴：
按法20次

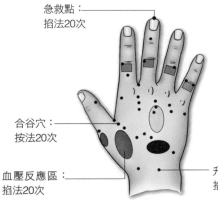

急救點：
掐法20次

合谷穴：
按法20次

血壓反應區：
掐法20次

升壓點：
掐法20次

部位	步驟	選穴	方法
手背	第一步	合谷穴	按法20次
手心	第二步	勞宮穴	按法20次
手背	第三步	急救點	掐法20次
	第四步	升壓點	掐法20次
	第五步	血壓反應區	掐法20次

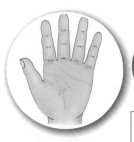

06 昏迷
開竅通閉、斂陽固脫

昏迷手操療法

右手拇指、食指揪捏左手小指掌骨延伸線直至腕橫紋處的皮膚。

右手拇指、食指揪抓左手無名指根背部皮膚。

伸掌，五指散開，用木棒均勻點狀用力刺激手掌心。

循因
引起疾病的主要原因

以下疾病均可能出現昏迷：

（1）腦膜炎、腦炎、腦膿腫等顱內感染；

（2）顱腦外傷、腦腫瘤、腦寄生蟲病、腦型瘧疾、癲癇等顱腦疾患；

（3）感染性休克、敗血症、中毒性菌痢等感染性疾病；

（4）甲狀腺疾患、肝昏迷、尿毒症、糖尿病酮酸中毒等內分泌與代謝障礙疾病。

辨證
疾病臨床表現及症狀

（1）輕度昏迷：對強烈痛刺激有反應，基本生理反應存在（吞嚥、咳嗽、角膜反射、瞳孔對光反應等），有正常的生命體徵，可伴譫妄或躁動。

（2）中度昏迷：對痛刺激無反應，生理反應存在，有正常的生命體徵。

（3）深度昏迷：除存在生命體徵外，其他對外界刺激反應均消失，各種生理反射消失，可有呼吸不規則、血壓下降、大小便失禁、全身肌肉鬆弛、去大腦強直等。

調理
日常護理要點

對昏迷者的護理要注意保持患者呼吸道通暢，防止感冒。長期昏迷的患者身體抵抗力低下，要防止褥瘡及各種續發性感染。睡臥時要使患者頭部轉向一側，以利呼吸道分泌物的引流，如果患者有痰或口中有分泌物和嘔吐物，要及時吸出或摳出。值得注意的是有些患者病後精神不好，很容易陷入睡眠狀態，而且睡不醒，但可以被喚醒，醒後對別人的問話能夠正確回答，這種情況叫做嗜睡。嗜睡雖然不算昏迷，但往往是一種輕度的意識障礙，在許多疾病中，嗜睡、昏睡等睡眠過多性障礙常常為昏迷的前奏。所以對嗜睡患者既要與昏迷相區別，又要警惕患者意識障礙的發展，嚴密觀察其是否因嗜睡加深而進入昏迷狀態。

看手診病
疾病手部特徵圖解展示

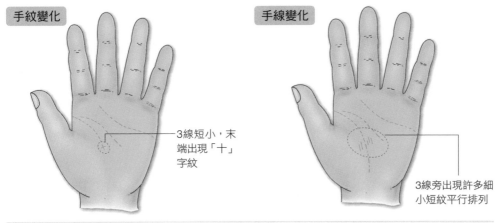

`手紋變化`

`手線變化`

3線短小，末
端出現「十」
字紋

3線旁出現許多細
小短紋平行排列

手診方法

① 3線短小，末端出現「十」字紋，提示可能出現重大疾病或昏迷。

② 3線旁出現許多細小短紋平行排列，提示會出現重大疾病或昏迷。

手療治病
疾病手部按摩療法圖解展示

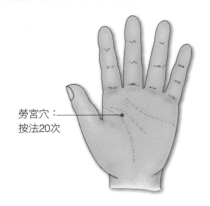

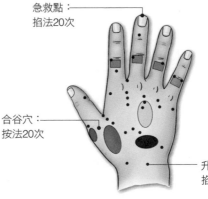

急救點：
掐法20次

勞宮穴：
按法20次

合谷穴：
按法20次

升壓點：
掐法20次

部位	步驟	選穴	方法
手背	第一步	合谷穴	按法20次
手心	第二步	勞宮穴	按法20次
手背	第三步	升壓點	掐法20次
	第四步	急救點	掐法20次

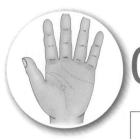

07 眼睛疲勞
養肝益腎、益睛明目

眼睛疲勞時，不僅有疼痛感，而且視物模糊不清，也會引起頭痛、頭重、肩膀僵硬等症狀。調節性眼睛疲勞、肌性眼睛疲勞可能導致近視、散光，或左右眼度數不同的老花眼等。

眼睛疲勞手操療法

左手空心握拳，微屈五指，大拇指與小指指尖相掐。

手平伸，手心朝外，迅速縮回大拇指、中指、無名指和小指，只留食指呈現「1」字姿勢。

循因
引起疾病的主要原因

（1）長時間用眼，注意力長時間過度集中而眨眼次數少，角膜表面乾燥，易產生角膜刺激症狀。現代人過長時間注視電腦螢幕而沒有適當的放鬆和調節，容易導致一些眼部症狀。

（2）用眼不衛生，在強光、弱光等環境下長時間看書。

（3）眼鏡佩戴不合適，如近視眼度數偏高、遠視度數不夠等。

（4）屈光不正，包括近視、遠視、散光沒有得到及時矯正。

（5）兩眼屈光度相差太大，如一隻眼200度近視，另一隻眼600度近視。

辨證
疾病臨床表現及症狀

眼睛疲勞的症狀有眼乾澀、異物感、眼瞼沉重、視物模糊、畏光流淚、眼脹痛及眼部充血等，嚴重者還可能出現頭昏、頭痛、噁心、精神萎靡、不能集中注意力、記憶力下降、食慾不振、以及頸肩腰背痠痛和指關節麻木等全身症候群。

調理
日常護理要點

眼睛疲勞患者在生活中應該注意培養良好的用眼習慣和生活習慣，以此減少眼部的疲勞感。因此生活中需要注意以下幾方面：①減少光刺激，尤其要避免強光，電腦螢幕的亮度要適當；②注意眼睛休息，通常連續用眼1小時，休息5～10分鐘；③在車上不要看電視或者看書；④多攝取維生素A和胡蘿蔔素，它們是保護眼睛、維持正常視力的「靈丹妙藥」。

如果久對電腦或用眼，可以試試以下兩種方法來緩解你的症狀：第一種是快速眨眼深呼吸，呼氣時，快速地睜眼和閉眼，而且慢慢地把氣吐乾淨；第二種是看著鼻尖深呼吸，吸氣時，將眼睛做鬥雞狀看著自己的鼻尖並同時看到鼻子的兩邊，呼氣時，眼睛放鬆恢復正常，隨意看遠方的物體，並慢慢把氣吐乾淨。

看手診病
疾病手部特徵圖解展示

手線變化

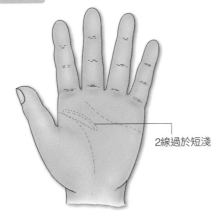

2線過於短淺

手紋變化

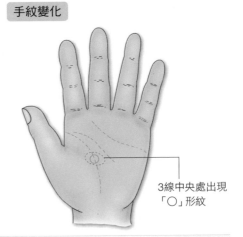

3線中央處出現
「〇」形紋

手診方法

① 2線過於短淺。

② 3線中央處出現「〇」形紋。

手療治病
疾病手部按摩療法圖解展示

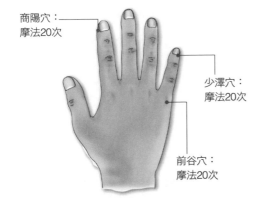

商陽穴：
摩法20次

少澤穴：
摩法20次

前谷穴：
摩法20次

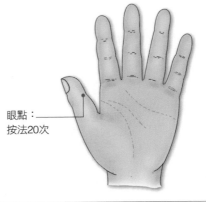

眼點：
按法20次

部位	步驟	選穴	方法
手背	第一步	少澤穴	摩法20次
	第二步	商陽穴	摩法20次
	第三步	前谷穴	摩法20次
手心	第四步	眼點	按法20次

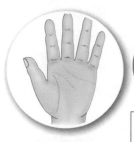

08 | 便秘
通腑導滯、益氣生津

便秘手操療法

以一手的拇指及食指呈螺旋狀捻按另一手的無名指，從根部移動到頂端。

兩手握拳，拳心朝下，使掌骨突起處與對拳凹陷處貼緊壓迫。

兩手掌心向內，五指交叉，相互擠壓拔伸20次。

循因
引起疾病的主要原因

便秘從病因上可分為器質性和功能性兩類。器質性病因主要指身體臟腑的器質性病變引起的大便次數減少、糞便量減少、糞便乾結、排便費力等。如果便秘無上述等明確病因，則稱為功能性便秘。主要原因包括：①進食量少或食物缺乏纖維素或水分不足，對結腸運動的刺激減少；②結腸運動功能紊亂所致，常見於腸躁症；③因工作緊張、生活節奏過快、工作性質和時間變化、精神因素等干擾了正常的排便習慣；④腹肌及骨盆腔肌張力不足，排便推動力不足，難於將糞便排出體外；⑤老年體弱、活動過少、腸痙攣導致排便困難，或由於結腸冗長所致。

辨證
疾病臨床表現及症狀

便秘的一般表現是大便次數減少，經常3～5日，甚至更久，才能排便一次。或者雖然次數未減，但是糞質乾燥堅硬，排出困難，並伴有頭痛、頭暈、腹中脹滿、脘悶噯氣、食慾減退、睡眠不安、心煩易怒等症狀。

調理
日常護理要點

便秘患者常常會因為便秘煩惱，從而產生一系列的問題。除手療外，患者還應該培養健康的生活方式和飲食習慣，輔以食療能夠有效地減輕患者痛苦。推薦兩個食療方法：

方法1：蜂蜜60克，每日早、晚各服30克，以溫開水沖飲。適用於老年人、孕婦等便秘者。

方法2：蜂蜜60克，蜂王漿6克，將其調勻，每日早、晚2次用溫開水送服。適用於習慣性便秘者。

看手診病
疾病手部特徵圖解展示

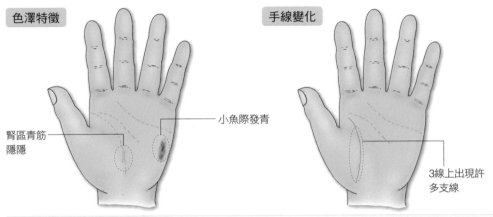

色澤特徵

腎區青筋隱隱

小魚際發青

手線變化

3線上出現許多支線

手診方法

① 小魚際顏色發青，掌根腎、生殖區位置低陷，青筋隱隱，則為陽氣虛衰，寒自內生，運化無力之冷秘。

② 伴有隆起，胃區亦晦暗不澤，提示為情志失和、肝脾鬱結之氣秘。

③ 3線上出現許多支線，提示可能患有便秘。

手療治病
疾病手部按摩療法圖解展示

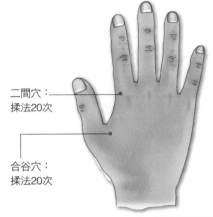

二間穴：
揉法20次

合谷穴：
揉法20次

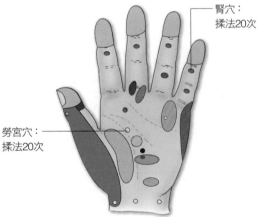

腎穴：
揉法20次

勞宮穴：
揉法20次

部位	步驟	選穴	方法
手背	第一步	合谷穴	揉法20次
手心	第二步	勞宮穴	揉法20次
手背	第三步	二間穴	揉法20次
手心	第四步	腎穴	揉法20次

手部常用穴位一覽表

合谷穴

釋名	集解	歸經	主治
合，匯也，聚也。谷，兩山之間的空隙也。合谷名意指大腸經氣血會聚於此並形成強盛的水濕風氣場。	《千金翼方》:「產後脈絕不還，針合谷入三分，急補之。」《聖惠方》:「目不明，生白翳，皮膚痂疥，遍身風疹。」《銅人腧穴針灸圖經》:「婦人妊娠不可刺之，損胎氣。」	手陽明大腸經	主治齒痛、手腕及臂部疼痛、口眼歪斜、感冒發熱等症。孕婦慎用。

位置	取穴方法
在手背，第二掌骨橈側的中點處。	人體合谷穴位於手背，第一、二掌骨間，第二掌骨橈側的中點處。

中衝穴

釋名	集解	歸經	主治
手中指之端也，為井木；流於勞宮，勞宮掌中中指本節之內間也。	《靈樞·本輸》:「心脈出於中衝。中衝，手中指之端也，為井木。」	手厥陰心包經	(1)精神神經系統疾病：昏迷、休克、腦出血、中暑、癔病、癲癇、小兒驚風。(2)循環系統疾病。(3)小兒消化不良、舌炎、結膜炎等。

位置	取穴方法
在手中指末節尖端中央。	仰掌，在手中指尖端之中央取穴。

三間穴

釋名	集解	歸經	主治
「三」，概數，與「二」相比稍大。間，間隔、間隙。三間名意指本穴的氣血物質所處為比二間穴稍高的空間層次。本穴物質為二間穴傳來的天部清氣，其性溫熱，上行至三間穴後所處的天部位置較二間穴為高，故名三間。	《靈樞·本輸》:「注於本節之後三間，為腧。」	手陽明大腸經	洩熱止痛、利咽。主喉痺、哽咽、下齒齲痛、嗜臥、胸腹滿、腸鳴洞洩、寒熱瘧疾、唇焦口乾、氣喘、傷寒氣熱、身寒結水。

位置	取穴方法
微握拳，在手食指本節（第二掌指關節）後，橈側凹陷處。	微握拳，在食指橈側，第二掌指關節後，第二掌骨小頭上方處取穴。

商陽穴	釋名	集解	歸經	主治
	借少商商金之氣，由陰側商轉入陽側，故名「商陽」。	《靈樞・本輸》：「大指次指之端也。」《針灸甲乙經》：「手大指次指內側，去爪甲角如韭葉。」	手陽明大腸經	中風昏迷、發熱、耳聾、齒痛、咽喉腫痛、青光眼、頷腫、胸滿、喘咳、手指麻木等。
	位置		取穴方法	
	在手食指末節橈側，距指甲角0.1吋。		在食指靠向大拇指一側的指甲根旁取穴即是。	

二間穴	釋名	集解	歸經	主治
	穴在次指內側，爪後第二節後。故名「二間」。	《靈樞・本輸》：「屬手陽明大腸經,為本經滎穴。」《百症賦》：「寒慄惡寒，二間疏通陰隙暗。」《天元太乙歌》：「牙風頭痛孰能調，二間妙穴莫能逃。」	手陽明大腸經	食指屈伸不利、疼痛、熱病、腮腫、咽喉腫痛、頷腫、鼻衄、齒痛、口乾、口眼歪斜、三叉神經痛、肩周炎、肩背痛振寒、嗜睡、目痛、目翳、目黃、食積、便秘。
	位置		取穴方法	
	微握拳，在手食指本節（第二掌指關節）前。		在手食指本節（第二掌指關節）橈側前緣，當赤白肉際凹陷處；微握拳取之。	

手三里穴	釋名	集解	歸經	主治
	手，指穴所在部位為手部。三里，指穴內氣血物質所覆蓋的範圍。該穴名意指大腸經冷降的濁氣在此覆蓋較大的範圍。本穴物質由上廉穴傳來，上廉穴的水濕云氣化雨而降，在該穴處覆蓋的範圍如三里之廣，故名。	《千金方》：「癮疹，灸曲池二穴，隨年壯。」《醫宗金鑑》：「主治中風，手攣筋急，痹風癮疹，先寒後熱等證。」	手陽明大腸經	腰痛、肩臂痛、上肢麻痺、半身不遂、潰瘍病、腸炎、消化不良、牙痛、口腔炎、頸淋巴結核、顏面神經麻痺、感冒、乳腺炎。
	位置		取穴方法	
	在前臂背面橈側，陽溪與曲池連線上，肘橫紋下2吋。		側腕屈肘，在陽溪與曲池的連線上，曲池下2吋處取穴。	

少澤穴

釋名	集解	歸經	主治
本穴為本經受澤之初，故稱「少澤」。	《靈樞·本輸》：「少者小也，澤者潤也，心之熱出火府於小腸，故名少澤。」	手太陽小腸經	頭痛、精神分裂症、腦血管疾病、昏迷、扁桃腺炎、咽炎、結膜炎、白內障、乳腺炎、乳汁分泌不足、熱證、前臂神經痛。

位置		取穴方法	
在手小指末節尺側，距指甲角0.1吋（指寸）。		微握拳，掌心向下，伸小指，在小指尺側，距指甲角0.1吋處取穴。	

液門穴

釋名	集解	歸經	主治
俾生津液，有刺本穴，而津液立生者，故名「液門」。	《靈樞·本輸》：「小指次指之間也。」《針灸甲乙經》：「在小指次指間陷者中。」	手少陽三焦經	頭痛、咽喉炎、耳疾、齒齦炎、角膜白斑、瘧疾、前臂肌痙攣或疼痛、手背痛、頸椎病、肩關節周圍炎、精神疾患、口乾舌燥、夜裡口渴。

位置		取穴方法	
在手背部第四、五指間，指蹼緣後方赤白肉際處。		一手大指與食指招住另一手無名指與小指間的赤白肉際處，即是該穴。	

陽溪穴

釋名	集解	歸經	主治
凡經氣行至凹隙處，多取名溪、谷、淵、池、泉、海。此穴當腕骨陽側內簽凹隙之中，故名「陽溪」。	《靈樞·本輸》：「大腸上合手陽明，行於陽溪，陽溪在兩筋間陷者中也，為經火。」	手陽明大腸經	清熱散風，通利關節；主狂言喜笑、熱病心煩、胸滿氣短、厥逆頭疼、耳聾耳鳴、肘臂不舉、喉痺、痂疥。

位置		取穴方法	
在腕背橫紋橈側，手拇指向上翹起時，拇長伸肌腱與拇短伸肌腱之間。		在手腕橈側，拇指上翹，當兩筋之間，腕關節橈側處取穴。	

關衝穴

釋名	集解	歸經	主治
穴在少衝、中衝之間。故亦名之以「衝」，而曰「關衝」。	《針灸大辭典》：「故本穴可謂手少陽經之關界、要衝、故名。」	手少陽三焦經	頭痛、喉炎、結膜炎、角膜白斑、腦血管病、熱病、小兒消化不良。

位置	取穴方法
無名指尺側指甲根角旁0.1吋。	以另一手掐取穴之手無名指指根處即是該穴位。

魚際穴

釋名	集解	歸經	主治
魚，水中之物也，陰中之陽也；際，際會、會聚也。魚際者，水中之陽聚集也，意指穴內氣血由陰向陽的這種主要變化。	《靈樞·本輸》：「目肺脈溜於魚際。魚際者，手魚也，為滎。」	手太陰肺經	咳嗽、哮喘、咳血、咽喉腫痛、失音、發熱。

位置	取穴方法
在手拇指本節（第一掌指關節）後凹陷處，約第一掌骨中點橈側，赤白肉際處。	位於第一掌骨中點，赤白肉際處，仰掌取之。

勞宮穴

釋名	集解	歸經	主治
勞，勞作也。宮，宮殿也。該穴名意指心包經的高熱之氣在此帶動脾土中的水濕氣化為氣。本穴物質為中衝穴傳來的高溫乾燥之氣，行至本穴後，此高溫之氣傳熱於脾土使脾土中的水濕亦隨之氣化，穴內的地部脾土未受其氣血之生反而付出其濕，如人之勞作付出一般，故名。	《靈樞·本輸》：「掌中，中指本節之內間也」。《針灸甲乙經》：「在掌中央動脈中」。《銅人腧穴針灸圖經》：「以屈無名指取之」。	手厥陰心包經	中風昏迷、中暑、心痛、癲狂、癎證、口瘡、口臭、富貴手。

位置	取穴方法
在手掌心，第二、三掌骨之間偏於第三掌骨，握拳屈指時中指尖處。	屈指握掌，在掌心橫紋中，第三掌骨的橈側，屈指握拳時，中指指尖所點處取穴。

後溪穴	釋名	集解	歸經	主治
	前谷、後溪兩穴俱承少澤之澤，猶雨露充沛，溝渠盈溢，經氣流行，如走溪谷，故稱「前谷」、「後溪」。	《百症賦》：「後溪環跳，腿疼刺而即輕……治疸消黃，諧後溪勞宮而著。」《勝玉歌》：「後溪鳩尾及神門，治療五癇立便痊。」	手太陽小腸經	頭痛項強、落枕、目赤腫痛、耳聾、耳鳴、鼻衄、癲癇、瘧疾、黃疸、盜汗、腰背腿痛、肘、臂、手指攣急等。

	位置	取穴方法
	小指本節（第五掌指關節）後的遠側掌橫紋頭赤白肉際。	微握拳，在第五掌指關節尺側後方，第五掌骨小頭後緣，赤白肉際處取穴。

中渚穴	釋名	集解	歸經	主治
	手三陽之脈，順行手背，而本經居手三陽之中間，故名為「中渚」。	《針灸甲乙經》：「耳聾，兩顳顬痛，中渚主之。」《針灸甲乙經》：「瘧發有四時，面上赤，篋篋無所見，中渚主之。」《醫宗金鑑》：「從液門上行一寸陷中，中渚穴也。」	手少陽三焦經	頭痛、目赤、耳鳴、耳聾、喉痺舌強等頭面五官病症、熱病、肩背肘臂痠痛、手指不能屈伸。

	位置	取穴方法
	在手背部，環指本節（掌指關節）的後方，第四、五掌骨間凹陷處。	在手背，第四、五掌骨小頭後緣之間凹陷中，當液門穴直上1吋處。

陽谷穴	釋名	集解	歸經	主治
	穴在腕關節陽側凹窠中，故名「陽谷」與陽溪、陽池意同。	《素問・氣穴論》：「肉之大會為谷，肉之小會為溪。」	手太陽小腸經	精神病、癲癇、肋間神經痛、尺神經痛、神經性耳聾、耳鳴、口腔炎、齒齦炎、腮腺炎。

	位置	取穴方法
	在手腕尺側，尺骨莖突與三角骨之間的凹陷中。	俯掌，在三角骨後緣，赤白肉際處，當豌豆骨與尺骨莖突之間取穴。

腕骨穴	釋名	集解	歸經	主治
	本穴即因其近於腕骨，而名之為「腕骨」也。	《針灸甲乙經》：「偏枯、風失痛、消渴、鼻衄。」	手太陽小腸經	頭項強痛、耳鳴、目翳、黃疸、熱病、瘧疾、指攣腕痛。
	位置		取穴方法	
	在手掌尺側，第五掌骨基底與鉤骨之間，赤白肉際的凹陷處。		沿後溪穴赤白肉際處向上推，有高骨擋住，凹陷中即是。	

陽池穴	釋名	集解	歸經	主治
	承中渚之氣，而停瀦之，因名「陽池」。	《循經考穴篇》：「指本節直下至腕骨中心兩筋間。」	手少陽三焦經	耳聾、目赤腫痛、喉痺、手腕部損傷、前臂及肘部疼痛、頸肩部疼痛、流行性感冒、風濕病、糖尿病等。
	位置		取穴方法	
	在腕背橫紋中，指總伸肌腱的尺側緣凹陷處。		一手平伸，掌心向下，用另一隻手輕握手腕處，四指在下，彎曲大指以指尖垂直按手掌。	

養老穴	釋名	集解	歸經	主治
	養，生養、養護也。老，與少、小相對，為長為尊也。養老名意指本穴的氣血物質為同合於頭之天部的純陽之氣。本穴物質為陽谷穴傳來的炎熱之氣，出本穴後脹散並化為水濕成分更少的純陽之氣，與天部頭之陽氣性同，故名養老。	《針灸甲乙經》：「肩痛欲折，養老主之。」《銅人腧穴針灸圖經》：「治目視不明。」《類經圖翼》：「張仲文傳灸治仙法，療腰重痛，不可轉側，起坐艱難，及筋攣，腳痺不可屈伸。」	手太陽小腸經	腦血管病後遺症、肩臂部神經痛、急性腰扭傷、落枕、近視眼。
	位置		取穴方法	
	在前臂背面尺側，尺骨小頭近端橈側凹陷中。		在手腕的背面，掌心向下，用另一手的食指按在手腕背部外側的高骨點（尺骨莖突）上，然後旋轉手腕，掌心朝向胸部，另一手的食指會自動滑落到剛才所按的高骨點旁邊的小窩裡，這就是養老穴。	

少商穴

釋名	集解	歸經	主治
少商名意指本穴的氣血流注方式為漏滴而下。	《靈樞‧本輸》：「肺脈出於少商，少商者，手大指端內側也，為井木。」	手太陰肺經	扁桃腺炎、腮腺炎、感冒發熱、支氣管炎、肺炎、咳血、休克、精神分裂症、癲病、失眠、食道狹窄、黃疸、齒齦出血、舌下腫瘤、口頰炎、腦溢血、盜汗、小兒驚風、手指攣痛。

位置	取穴方法
在手拇指末節橈側，距指甲角0.1吋。	將大拇指伸出，以另一手食、中指輕握，再將另手大拇指彎曲，以指甲指尖垂直掐按處即是。

前谷穴

釋名	集解	歸經	主治
為手小指本節前骨之空處，通於經孔與分泌之孔竅，故名前谷。	《會元針灸學》：「前谷者，前是手小指本節之前也。谷者谷之空洞也。」	手太陽小腸經	熱病無汗、頭痛項強、耳聾、耳鳴、目赤、鼻塞、咽痛、疒腮、產後無乳、手指麻木等。

位置	取穴方法
在手掌尺側，微握拳，小指本節（第五掌指關節）前的掌指橫紋頭赤白肉際處。	小指尺側，第五掌指關節前方，掌指橫紋端的赤白肉際凹陷處，握拳取穴。

少衝穴

釋名	集解	歸經	主治
少衝。少，陰也。衝，突也。少衝名意指本穴的氣血物質由體內衝出。本穴為心經體表經脈與體內經脈的交接之處，體內經脈的高溫水氣以沖射之狀外出體表，故名少衝。	《針灸大辭典》：「別名經史，少、小也，又指少陰；衝即通達。」	手少陰心經	心悸、心痛、胸脅痛、癲狂、熱病、昏迷、手掌臂痛。

位置	取穴方法
在手小指末節橈側，距指甲角0.1吋（指寸）。	小指末節橈側，距指甲角0.1吋處。

列缺穴

釋名	集解	歸經	主治
列，裂也，破也。缺，少也。列缺名意指肺經經水在此破缺潰散並溢流四方。本穴物質孔最穴下行而來的地部經水，因其位處橈骨莖突上方，下行的經水被突出的橈骨（巨石）所擋，經水在此向外溢流破散，故名列缺。	《席弘賦》：「配太淵治偏頭痛。」《銅人腧穴針灸圖經》：「以手交叉，光（食）指末筋骨罅中。」《靈樞‧經脈》：「去腕一寸半，別走陽明也。」	手太陰肺經	咳嗽、感冒、氣喘、咽喉痛、半身不遂、口眼歪斜、偏正頭痛、顏面神經麻痺、顏面神經痙攣、三叉神經痛、牙痛、頸項痛、掌中熱、腕痛無力、小便熱、陰莖痛、尿血、遺精、癲疹、驚癇、健忘。

位置	取穴方法
在前臂橈側緣，橈骨莖突上方，腕橫紋上1.5吋處。肱橈肌與拇長展肌腱之間。	微屈肘，側腕掌心相對取之。

經渠穴

釋名	集解	歸經	主治
總以開瘀瀉熱為主，猶分洪流為多渠也。故名「經渠」。	《靈樞‧本輸》：「肺脈行於經渠，經渠寸口中也，動而不居為經。」	手太陰肺經	氣管炎、支氣管、哮喘、肺炎、扁桃腺炎、發熱、胸痛、膈肌痙攣、食道痙攣、橈神經痛或麻痺。

位置	取穴方法
在前臂掌面橈側，橈骨莖突與橈動脈之間凹陷處，腕橫紋上1吋。	仰掌，在腕橫紋上1吋，當橈骨莖突內側與橈動脈之凹陷處取穴。

太淵穴

釋名	集解	歸經	主治
太，大也，極也。淵，深潤也，言穴之形態也。太淵之名乃從類象的角度描述穴位微觀下的形態特徵，指肺經水液在此散化為涼性水濕。因本穴位處手內橫紋凹陷處，經水的流行是從地之天部流向地之地部，如經水從山之頂部流入淵之底部，故名太淵。	《道藏》：「太淵玉漿，甘如飴」。《針灸資生經》：「在手中掌後橫紋頭陷中。」	手太陰肺經	扁桃腺炎、肺炎、心搏過速、無脈症、脈管炎、肋間神經痛、橈腕關節及周圍軟組織疾患、膈肌痙攣。

位置	取穴方法
在腕掌側橫紋橈側，橈動脈搏動處。	位於腕掌側橫紋橈側，橈動脈搏動處。

少府穴	釋名	集解	歸經	主治
	為手足兩少陰病之通達內府者，故名「少府」。	《會元針灸學》：「少府者，手少陰心脈，出腑走手小指，交少府而通心之府小腸也，故名少府。」	手少陰心經	心悸、胸痛、小便不利、遺尿、外陰搔癢、小指攣痛。
	位置		**取穴方法**	
	在手掌面，第四、五掌骨之間，握拳時，小指尖處。		第四、五掌骨之間，握拳，小指尖處。	

大陵穴	釋名	集解	歸經	主治
	穴在掌根阜起處，亦陵丘之象也，故名「大陵」。	《靈樞・本輸》：「心脈注於大陵，大陵掌後兩骨之間方下者也，為腧。」	手厥陰心包經	心痛、心悸、胃痛、嘔吐、驚悸、癲狂、癇證、胸脅痛、腕關節疼痛、喜笑悲恐、瘡瘍。
	位置		**取穴方法**	
	在腕掌橫紋的中點處，掌長肌腱與橈側腕屈肌腱之間。		位於人體的腕掌橫紋的中點處，掌長肌腱與橈側腕屈肌腱之間。	

神門穴	釋名	集解	歸經	主治
	神，與鬼相對，氣也。門，出入的門戶也。該穴名意指心經體內經脈的氣血物質由此交於心經體表經脈。本穴因有地部孔隙與心經體內經脈相通，氣血物質為心經體內經脈的外傳之氣，其氣性同心經氣血之本性，為人之神氣，故名。	《素問・至真要大論》：「神門絕，死不治。」《銅人腧穴針灸圖經》：「針三分，留七呼，灸七壯，心實者瀉之。」	手少陰心經	心痛心煩、驚悸怔忡、失眠健忘、痴呆、癲狂癇等心與神智病症、高血壓、胸脅痛。
	位置		**取穴方法**	
	位於腕部，腕掌側橫紋尺側端，尺側腕屈肌腱的橈側凹陷處。		仰掌，在尺側腕屈肌腱橈側緣，腕橫紋上取穴。	

支溝穴

釋名	集解	歸經	主治
本經之氣循而上行，本穴在尺橈二骨夾隙中，喻猶上肢之溝渠也，故名「支溝」，又名「飛虎」。	《醫宗金鑑・刺灸心法要訣》：「支溝中惡卒心痛，大便不通脅肋痛，能瀉三焦相火盛，兼治血脫暈迷生。」	手少陽三焦經	脅痛、習慣性便秘、暴喑、咽腫、耳聾耳鳴、目赤目痛、嘔吐泄瀉、上肢麻痺癱瘓、肩背部軟組織損傷、急性腰扭傷、胸膜炎、肺炎、心絞痛、心肌炎、急性舌骨肌麻痺等。

位置	取穴方法
手背腕橫紋上3吋，尺骨與橈骨之間，陽池與肘尖的連線上。	伸臂俯掌，於手背腕橫紋中點直上3吋，尺骨與橈骨之間，與間使穴相對取穴。

外關穴

釋名	集解	歸經	主治
本穴與內關相對，因名「外關」。	《針灸甲乙經》：「耳燉燉渾渾無所聞，外關主之。」《銅人腧穴針灸圖經》：「治肘臂不得屈伸，手五指盡痛不能握物，耳聾無所聞。」《針灸大成》：「主耳聾，渾渾焞焞無聞，五指盡痛，不能握物。」	手少陽三焦經	目赤腫痛、耳鳴耳聾、鼻衄、牙痛、上肢關節炎、橈神經麻痺、急性腰扭傷、踝關節扭傷、顳頜關節功能紊亂、落枕、脘腹脹痛、大便秘結、腸癰、霍亂。

位置	取穴方法
在前臂背側，陽池與肘尖的連線上，腕背橫紋上2吋，尺骨與橈骨之間。	正坐或仰臥，俯掌的姿勢，外關穴位於前臂背側，手腕背橫紋向上3指寬處，與正面內關相對。

十宣穴

釋名	集解	歸經	主治
由於其位置位於在手十指尖端，左右共十穴，故名十宣。	《針灸大成・經外奇穴》：「治乳蛾，用三棱針出血，大效。」	經外穴	昏迷、休克、中暑、癔病、驚厥、急性咽喉炎、急性腸胃炎、高血壓、手指麻木。

位置	取穴方法
在手十指尖端，距指甲游離緣0.1吋（指寸），左右共10穴。	仰掌，十指微屈微取穴。

四縫穴

釋名	集解	歸經	主治
由於穴位位於四指近端指關節中央，故名。	《奇效良方》：「四縫四穴，在手四指內中節是穴。三棱針出血。」	經外穴	小兒疳積、腹瀉、百日咳、氣喘、咳嗽、蛔蟲病。

位置	取穴方法
在第二至第五指掌側，近端指關節的中央，一側四穴。	仰掌伸指，當手第二至第五指第一指關節處取穴。

八邪穴

釋名	集解	歸經	主治
由於穴位在手指背側，第一至第五指間，指蹼緣後方赤白肉際處，雙手共8穴，故名。	《醫經小學》：「八邪八穴，手十指歧縫中是穴。」	經外穴	煩熱、目痛、頭痛、項強、咽痛、牙痛、手指麻木、毒蛇咬傷、手臂紅腫等。

位置	取穴方法
在手背側，微握拳，第一至第五指間，指蹼緣後方赤白肉際處，左右共8穴。	握拳取穴。

內關穴

釋名	集解	歸經	主治
內，內部也。關，關卡也。內關名意指心包經的體表經水由此注入體內。本穴物質為間使穴傳來的地部經水，流至本穴後由本穴的地部孔隙從地之表部注入心包經的體內經脈，心包經體內經脈經水的氣化之氣無法從本穴的地部孔隙外出體表，如被關卡阻擋一般，故而得名。	《銅人腧穴針灸圖經》：「針五分，灸三壯。主手中風熱、失志、心痛、目赤、支滿、肘攣。實則心暴痛，宜瀉之；虛則頭強，宜補之。」	手厥陰心包經	心痛、心悸、胸悶氣急、呃逆、胃痛、失眠、孕吐、暈車、手臂疼痛、頭痛、眼睛充血、噁心想吐、胸肋痛、上腹痛、心絞痛、痛經、腹瀉、精神異常等。

位置	取穴方法
在前臂掌側，曲澤與大陵的連線上，腕橫紋上2吋，掌長肌腱與橈側腕屈肌腱之間。	正坐或仰臥，仰掌的姿勢，內關穴位於人體的前臂掌側，從近手腕之橫紋的中央，往上約三指寬的中央。

外勞宮穴	釋名	集解	歸經	主治
	此穴在手背側,與手掌側的勞宮穴相對,故名。	《小兒推拿方脈活嬰秘旨全書》:「外勞宮,在指下,正對掌心是穴。治糞白不變,五穀不消,肚腹洩瀉。」	經外穴	落枕、頸椎病、牙痛、五穀不消、腹痛洩瀉、小兒臍風、掌指麻痺、五指不能屈伸,手背紅腫疼痛。

位置	取穴方法
在手背側,第二、三掌骨之間,掌指關節後0.5吋(指寸)。	俯掌,在手背側,第二、三掌骨之間,掌指關節後約0.5吋處,與勞宮相對。

◆ 源樺出版

編　　著	健康養生堂編委會
主　　編	陳飛松、蓋國忠
責任編輯	黃姿菁
美術主編	張承霖
封面設計	藍麗楓
排　　版	菩薩蠻數位文化有限公司

投資出版	源樺出版事業股份有限公司
公司電話	（02）2268-8227
公司傳真	（02）2268-8856
公司地址	新北市土城區民權街7號2-3樓
經 銷 商	聯合發行股份有限公司

◎此中文繁體字版由鳳凰含章文化傳媒（天津）有限公司
　授權源樺出版事業股份有限公司出版發行